Programa de Especialización en Implantología BMF UNAB

Prótesis implantosoportada dento-gingival de arco completo

Programa de Especialización
en Implantología BMF UNAB

Prótesis implantosoportada dento-gingival de arco completo

Universidad Andrés Bello

RiL editores

671.692 Programa de Especialización en Implantología
BMF UNAB
P Prótesis implantosoportada dento-gingival de arco completo / Programa de Especialización en Implantología BMF UNAB. -- Santiago : RIL editores, 2024.

124 p. ; 23 cm.
ISBN: 978-956-01-1572-0

1 PRÓTESIS DENTAL. 2 PRÓTESIS E IMPLANTES.

PRÓTESIS IMPLANTOSOPORTADA
DENTO-GINGIVAL DE ARCO COMPLETO
Primera edición: mayo de 2024

SEDE SANTIAGO:
Los Leones 2258
CP 7511055 Providencia
Santiago de Chile
(56) 22 22 38 100
ril@rileditores.com • www.rileditores.com

SEDE VALPARAÍSO:
Cochrane 639, of. 92
CP 2361801 Valparaíso
(56) 32 274 6203
valparaiso@rileditores.com

SEDE ESPAÑA:
europa@rileditores.com • Barcelona

Composición, diseño de portada e impresión: RIL® editores

Impreso en Chile • *Printed in Chile*

ISBN 978-956-01-1572-0

Índice

I.
Introducción

Carlos Parra Atala

La devolución de la función perdida a causa de desdentamiento parcial o total ha sido una de las preocupaciones de la salud más prevalentes en la historia de la humanidad. El anhelo por recuperar piezas dentarias perdidas ha acompañado al hombre en toda la historia de la civilización, remontándose a los primeros asentamientos humanos, hace miles de años atrás. Sin embargo, dado el incipiente desarrollo técnico y tecnológico de aquella época, la capacidad de resolver el desdentamiento se limitaba a el uso de diferentes materiales disímiles, desde el marfil, madera, porcelana, acrílico, hasta dientes humanos. Utilizando diversas técnicas, se emplearon durante varios años implantes anclados al hueso de los maxilares, sin embargo, el principal inconveniente de estos era la predictibilidad, el seguimiento y la evidencia científica (González 2014; Block 2018). No fue hasta el descubrimiento de la oseointegración por el grupo de la Universidad de Gotemburgo, en Suecia, quienes mostraron en 1982 los resultados retrospectivos del tratamiento exitoso durante quince años de atención rehabilitando a pacientes desdentados mandibulares con excelente evidencia científica. En la convención de Toronto describen a la implantología como una técnica predecible, de excelente resultado y que permite devolver a los pacientes desdentados totales no solo las piezas dentarias perdidas, sino además confort, función y estética (Simon & Yanase 2003).

Entendiendo la importancia de rehabilitar a un paciente edéntulo, y la alta tasa de éxito y predictibilidad de rehabilitaciones implanto-asistidas (Lekholm 1999; Adell 1990), el objetivo de este texto es ofrecer al lector una guía práctica detallada para el diagnóstico y ejecución del tratamiento protésico implanto-asistido del paciente desdentado total candidato a prótesis fija dentogingival de arco completo.

2.
Prótesis fija implantosoportada dento-gingival de arco completo

Carlos Parra Atala
Valentina Ramírez Garmendia

Para muchos pacientes, ser edéntulo implica presentar una carencia importante respecto a la función oral y el impacto psicosocial en su calidad de vida. Por ende, la devolución de la estética y función oral mediante cirugía de implantes es una terapia comúnmente requerida (Mericske 2000).

Estudios a largo plazo han demostrado altas tasas de éxito para restaurar maxilares edéntulos mediante prótesis fija sobre implantes (Zarb & Schmitt 1989, 1990; Adell 1990), no obstante, es importante conocer su definición, clasificación e indicaciones para evitar errores, ya sea en el diagnóstico, ejecución o mantención (Fig. 1).

Figura 1. Prótesis fija implantosoportada dento-gingival de arco completo

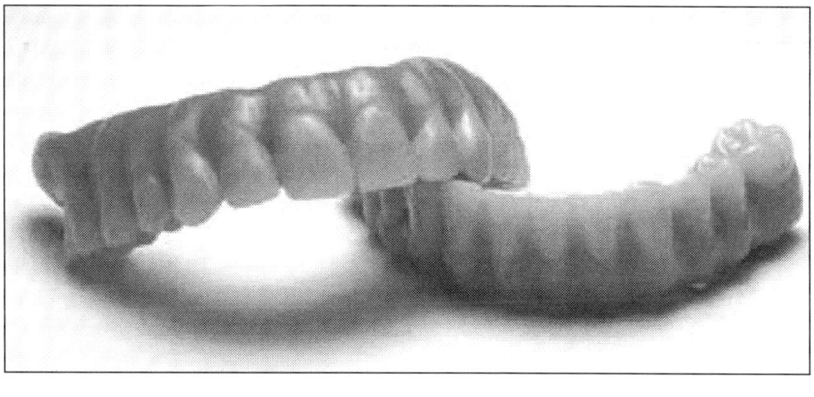

En la convención de Toronto del año 1982 fue presentado al mundo no solo el descubrimiento de la oseointegración, sino además las prótesis totales mandibulares soportadas por implantes oseointegrados. Estas

prótesis fueron desarrolladas por el grupo del Prof. Dr. P I Branemark y son conocidas mundialmente como las prótesis de tipo «*Ad-Modum Branemark*», rindiendo un merecido tributo al padre de la oseointegración. Debemos mencionar que el concepto prótesis «*Ad-Modum Branemark*» no está incluido en el *Glossary of Prosthodontic Terms* de la Academy of Prosthodontics (2017), ni en el *Glossary of Implant Dentistry* del International Congress of Oral Implantologists (ICOI) (2017), ni en el *Glossary of Oral and Maxillofacial Implants* (Laney 2017). Dichas prótesis han sido descritas en la literatura también como «*Toronto Bridge*», dada su presentación inicial en la convención de Toronto, así como prótesis «*Híbrida*», término no específico descrito en el *Glossary of Prosthodontic Terms* como cualquier prótesis que no sigue el diseño convencional, frecuentemente asociado al uso de distintos materiales y diseño en su confección (metal, acrílico, porcelana, plástico, resina compuesta). Otro punto de vista hace referencia a su método de retención, ya que son las primeras prótesis consideradas fijas (al no ser posibles de retirar por parte del paciente), pero a la vez removibles, pues permiten ser retiradas por el odontólogo para permitir mantención y solución de complicaciones, razones que la hacen ser conocidas también como «híbridas» (Block 2018).

La nomenclatura prótesis «*híbrida*» no hace alusión a una clasificación técnica implantológica referente a la biomecánica o tipos de tejidos orales que reemplaza, lo cual muchas veces resulta confuso e incluso contradictorio, ya que deja de lado dos tipos de prótesis de igual anatomía, forma y función, que solo difieren en el tipo de material con el cual fueron confeccionadas (prótesis dentogingival de metal porcelana o monolítica de zirconio). Por este motivo, algunos autores proponen una clasificación de prótesis de acuerdo con la estructura que reemplaza o anatomía que permite devolver como FP1, FP2 o FP3 según la clasificación de Carl Misch (2007) (Fig. 2). Esta clasificación y nomenclatura hacen mucho más sentido y evitan cambios en clasificaciones conforme a variaciones en materialidad o técnicas en la construcción (atornilladas o cementadas, híbridas o directo al implante v/s con pilar intermedio). Es por esta razón que el presente texto se referirá a este tipo de prótesis como «dento-gingival» de arco completo, entendiendo que es una descripción más precisa, que no depende ni del material de construcción ni de la técnica empleada.

Figura 2. Ejemplo de Clasificación de Misch: a) PF1: reemplaza corona con aspecto de diente natural; b) PF2: reemplaza corona y parte de la raíz, puede estar elongado o sobrecontorneado hacia gingival; c) PF3: reemplaza corona y tejido gingival del reborde atrófico.

a. PF1

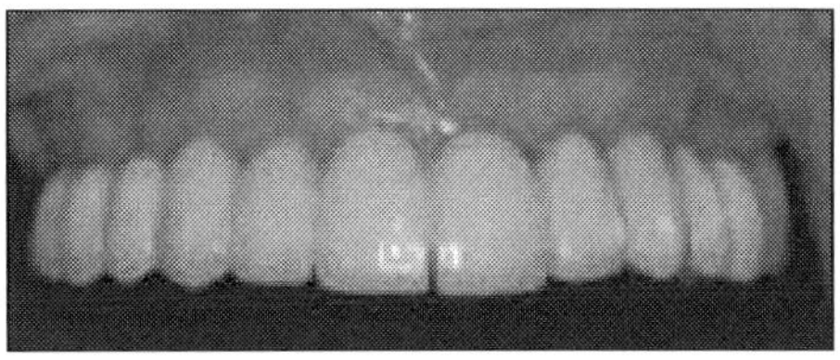

b. PF2

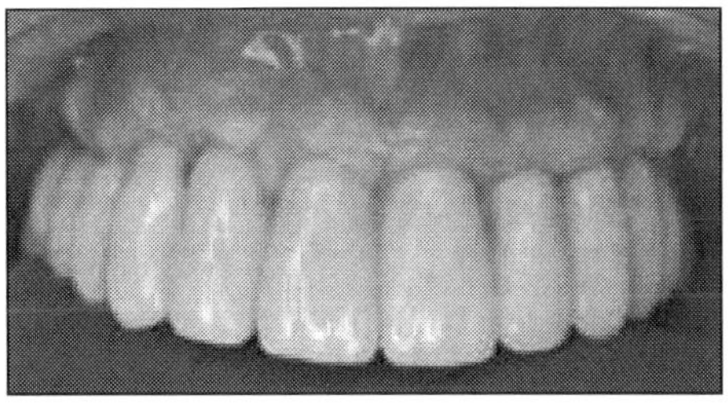

c. PF3

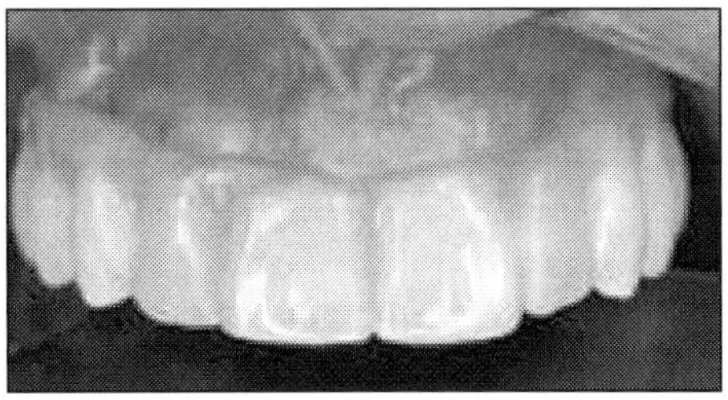

En este texto nos centraremos específicamente en el desarrollo y análisis de las prótesis totales implantosoportadas dento-gingivales de arco completo (PF3 de Misch), pues consideramos que su conocimiento, manejo de criterios diagnósticos, procedimentales, técnicos y de laboratorio, son requisitos fundamentales y básicos en el armamentario de cualquier odontólogo que desee navegar sin contratiempos en las aguas de la implantología y la oseointegración. Por supuesto, no es el objetivo de este texto –ni pretendemos– resolver todas las dudas y abarcar todas las áreas de conocimiento relacionadas con este tratamiento, sino más bien invitar al lector a conocer la forma en que este tipo de prótesis se presenta en el ámbito del mundo implantológico, así como compartir con los profesionales en vías de formación la manera en que el grupo de

Implantología de la Universidad Andrés Bello de Chile comprende este procedimiento y la forma en que resolvemos sus casos de acuerdo con las características de cada paciente en particular (Fig. 3).

Figura 3. Foto equipo staff IBMF UNAB.

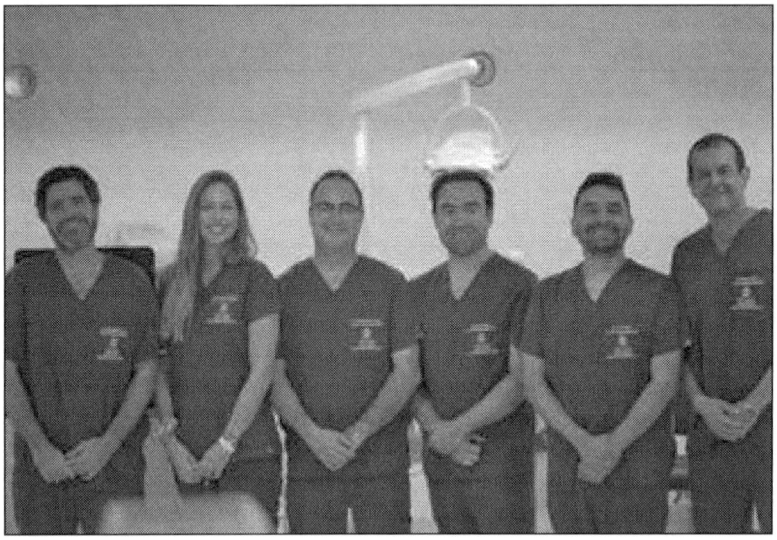

Invitamos al lector a acompañarnos en este viaje.

3. Estudio preoperatorio y planificación del tratamiento

Carlos Parra Atala
Valentina Ramírez Garmendia

Las prótesis implantosoportadas dento-gingivales de arco completo son un tipo de prótesis fijas soportadas por implantes oseointegrados, indicadas para rehabilitar a pacientes desdentados totales. Su planificación y confección requiere de un especialista y/o equipo interdisciplinario con formación tanto en el ámbito quirúrgico, para la instalación de los implantes guiados por la rehabilitación, así como en el ámbito protésico, crucial para determinar la posición tridimensional ideal de dichos implantes. Estos deben satisfacer las necesidades protésicas, funcionales y estéticas de cada paciente mediante la confección de una prótesis que restaure la función, confort, estética y salud a largo plazo. Si bien, la confección de la prótesis fija sobre implantes es realizada una vez concluida la instalación quirúrgica de dichos implantes, esta debiese ser planificada con antelación, considerando los múltiples factores que influyen en su confección posterior. Es decir, primero debemos tener claro el objetivo protésico para luego planificar e instalar los implantes según la necesidad de este, evitando dificultades inesperadas en su proceso de fabricación por carencia de planificación previa. A esto denominamos cirugía *protésicamente guiada*.

Dado que el objetivo final del tratamiento implantológico es devolver la estética, confort, salud y función masticatoria al paciente, cabe destacar que, en caso de ser desarrollado por un equipo interdisciplinario, el profesional que planifica la rehabilitación definitiva es quien debiese ser guía y líder del equipo implantológico, ya que esta será la base y maqueta para la toma de decisiones necesarias para asegurar el éxito a largo plazo.

Es importante mencionar que la indicación de este tipo de prótesis no es exclusiva para pacientes edéntulos, sino además, para pacientes dentados y desdentados parciales con indicación de exodoncia total por razones estéticas, funcionales, estructurales, estratégicas o biológicas. Estos elementos serán analizados más adelante.

Elaboración del Plan de Tratamiento Facialmente Generado (PTFG)

La elaboración de un correcto y apropiado plan de tratamiento en pacientes candidatos a prótesis dento-gingivales de arco completo es uno de los ámbitos con mayor relevancia en la resolución de los casos, no sólo en el resultado final, sino también en el pronóstico a largo plazo de nuestro trabajo restaurador.

En los últimos cuarenta años, la odontología ha evolucionado dramáticamente desde una profesión dedicada primariamente a la resolución de problemas puntuales, hacia una actividad más compleja que incorpora la necesidad de un trabajo en equipo multidisciplinario con enfoque en la resolución adecuada de cada caso clínico y la satisfacción a las demandas particulares de cada paciente, con gran énfasis en el resultado estético del plan de tratamiento propuesto y llevado a cabo (Spear 2006). La evolución tecnológica constante favorece dicha interacción mediante el uso de recursos digitales, tales como la fotografía clínica, la imagenología digital, la tecnología Cad-Cam, el almacenamiento y posibilidad de compartir datos en una nube virtual y métodos de comunicación específicos como el Digital Smile Design (DSD); herramientas que finalmente favorecen la comunicación y trabajo multidisciplinario y potencian la planificación sin la necesidad de interrelacionarse físicamente en una reunión clínica (Coachman & Calamita 2012) (Fig. 4). Los profesionales pueden interactuar de forma remota y asincrónica empleando tecnología digital para tal efecto, quienes elaboran una ficha digital con la información relevante para el caso, fotos, videos, exámenes complementarios, archivos 3D, etc., la cual es compartida través de carpetas y archivos compartidos, que formato les permite interactuar entre sí en beneficio de la eficiencia, el tratamiento y el paciente.

Figura 4. Diagrama de flujo de interacción interdisciplinar. Se recolecta toda la información en formato digital, fotografías, video, radiografías y documentos necesarios, se arma en un formato presentación, ya sea Keynote o Power Point, se sube a algún servidor de archivos compartidos virtuales y, mediante WhatsApp o e-mail, se coordina el estudio interdisciplinario del caso entre los especialistas tratantes.

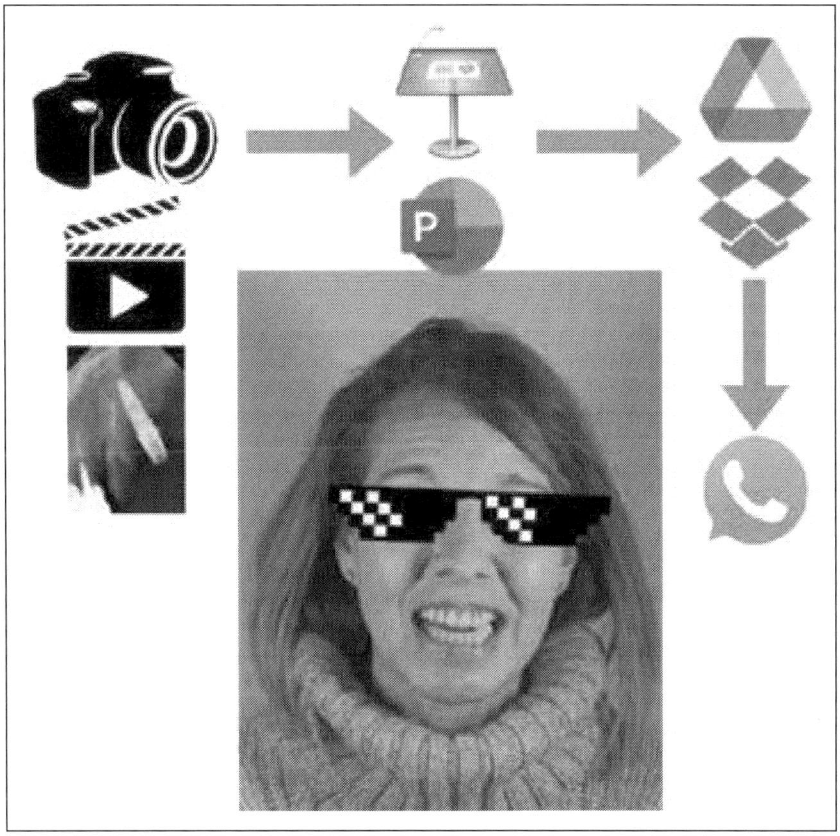

Históricamente, la planificación de tratamiento restaurador se ha efectuado a partir de un diagnóstico exhaustivo de cada nivel del sistema estomatognático: articular, oclusal, periodontal, neuromuscular y dentario. De este diagnóstico por niveles emerge la planificación o estrategia de tratamiento, siguiendo un orden determinado que entrega solución a cada uno de los problemas encontrados, establecidos sistemáticamente según prioridad en el orden biología-estructura-función-estética. Es decir, primero se resuelven infecciones activas, susceptibilidad a caries, salud periodontal, requerimientos endodónticos y salud oral en general, para, una vez restituida la salud mediante los tratamientos requeridos, restaurar las piezas dentarias sobre la base de una articulación de modelos para devolver oclusión, para finalmente analizar parámetros estéticos, los cuales, siguiendo este flujo de trabajo, podrían estar comprometidos por decisiones tomadas anteriormente (Spear 2006). Por consiguiente, dado su rol preponderante en la mayoría de los tratamientos, sumado a las altas expectativas del paciente por verse bien, el nuevo enfoque propone satisfacer estas necesidades comenzando por el análisis en dirección opuesta: estética-función-estructura-biología (Fig. 5). Este orden lógico no busca ni implica obviar tópico alguno, más bien reorganizar la secuencia de análisis de cada situación clínica en particular, comenzando por el resultado estético facial que deseamos lograr, para luego definir y analizar la función, estructura y biología acorde a ello.

El hecho de analizar en primer lugar la estética no significa que sea el ámbito más relevante, pero sí manifiesta con anterioridad ciertos parámetros o elementos claves en la planificación que nos guiarán al resultado final deseado. Cabe recalcar que la secuencia de análisis del caso clínico particular no necesariamente obedece a la secuencia en que se elabora el plan de tratamiento, puesto que de igual forma se comienza necesariamente devolviendo salud al sistema estomatognático (biología) y a su estructura y función; sin embargo, su enfoque está reestructurado a lograr el objetivo propuesto: un resultado final estético y satisfactorio para el paciente. Desde principios de la década de los 80, Spear denomina a este nuevo enfoque de análisis de tratamiento como «Facially Generated Treatment Planning» o «Planificación de tratamiento Facialmente Generado» (PTFG) (Spear 2006, 2007, 2016). Esta revisión tiene como objetivo exponer los fundamentos, ventajas y descripción paso a paso de este nuevo enfoque, incluyendo un nuevo aspecto de análisis muchas veces pasado por alto y de gran relevancia, como es la estrategia del plan de tratamiento.

Figura 5. Secuencia de Análisis de Plan de Tratamiento Facialmente Guiado (PTFG) que incluye la estrategia del plan propuesto.

La rehabilitación del paciente desdentado total mediante prótesis implanto-asistidas debe ser evaluada rigurosamente para evitar serios errores en la ejecución del tratamiento (Lago 2017). El clínico debe seleccionar entre las opciones fijas o removibles, de acuerdo con todos los criterios diagnósticos reunidos, antes de ofrecer una restauración fija al paciente (Jivraj 2006).

Pasos de Análisis del Plan de Tratamiento Facialmente Generado

El nuevo paradigma reordena los parámetros de análisis y elaboración del plan de tratamiento comenzando por la estética. Cuando nos referimos a ella, no pensamos en restauraciones estéticas unitarias cuyo objetivo es pasar desapercibidos en el entorno oral preexistente, sino más bien en el análisis y devolución de ciertos parámetros dentofaciales que buscan entregar una sonrisa armónica y placentera, empleados normalmente en rehabilitaciones extensas y complejas.

El primer paso es determinar la posición deseada de los dientes anteriores (dimensión, forma, nivel gingival, papilas, entre otros) con su relación estética respecto a la cara y labios, con el fin de determinar la rehabilitación facialmente guiada que será, a su vez, guía de la función final obtenida.

Una vez identificada la posición de los dientes anteriores respecto a la cara del paciente, el segundo paso de análisis es la función, haciendo referencia a la oclusión. Se analiza la función articular y muscular, así como también patrones parafuncionales y vía aérea. Además, se determina la posición inicial de tratamiento según criterio y formación de cada clínico.

El tercer paso de análisis es la estructura, que se identifica como la restauración o reemplazo de las piezas dentarias. La mayoría de los odontólogos restauradores tienden a comenzar por esta fase en una primera instancia, muchas veces sin considerar los parámetros estéticos previamente, lo que conduce a un resultado no exitoso, ya sea debido a discrepancias estéticas o por falta de espacio restaurador, razón por la cual la fase estructural es propuesta idealmente posterior al análisis estético.

Uno de los elementos menos considerados formalmente en la planificación de tratamiento son las consideraciones estratégicas en esta, que pueden estar relacionados con las características del paciente (odontológicas o no), relacionados con alguna dificultad propia de dicho paciente (ubicación geográfica, acceso a la atención, disponibilidad técnica de recursos) y situación estratégica general, en donde a veces debemos simplificar o matizar recursos o procedimientos en busca de mejorar pronóstico, confort o acceso al tratamiento de un paciente en particular.

Finalmente, aunque no menos importante, se realiza el análisis de la biología, que en términos generales implica devolver salud al sistema estomatognático. Incluye tanto la planificación de tratamientos de endodoncia y periodoncia, así como la necesidad de cirugía oral. Si bien esta debiera ser la primera etapa en la ejecución del plan de tratamiento, es la final en la secuencia de análisis. La planificación endodóntica, periodontal o quirúrgica se realiza luego de haber determinado la posición y tamaño dentario, posición de tejidos blandos, relaciones interoclusales y plan restaurador.

Análisis estético

El diagnóstico comienza por un análisis facial y dentolabial minucioso, en el cual es imprescindible determinar ciertas líneas y planos de referencia que guíen al clínico a establecer un aspecto inicial clave: la posición y proporción adecuada del incisivo central superior en armonía con la cara del paciente (Fradeani 2004; McLaren 2013; Coachman & Calamita 2014).

El complemento del examen clínico con una secuencia de fotografías clínicas (Coachman & Calamita 2012), sumado al registro dinámico de la sonrisa mediante un video estandarizado, entrega abundante información útil que propicia la comunicación entre el equipo interdisciplinario y el paciente (Van der Geld 2007; Mahn 2020). Para analizar la sonrisa y motilidad natural del labio es necesario establecer una conversación amistosa con el paciente en una atmósfera relajada e informal, con el fin de evitar el registro de una sonrisa artificial forzada que pueda comprometer el diagnóstico y finalmente el tratamiento (Fradeani 2004).

Al analizar una sonrisa debemos estudiar varios componentes, entre los cuales se incluyen: *curva/línea de la sonrisa, triángulos negros/corredor bucal, margen gingival superior, línea media, anatomía incisal, proporciones dentarias, conectores, troneras y zenits y alineación de la sonrisa.* Para su análisis, es imprescindible determinar ciertas líneas y planos de referencia equilibrados a los parámetros faciales del paciente.

Parámetros faciales y dentales

Para realizar una correcta evaluación estética, es indispensable la posición del observador de frente al paciente, quien deberá mantener la cabeza en una posición natural y erguida. De esta manera, es posible establecer líneas de referencia que permitan determinar distancias, angulaciones y armonizar los elementos estéticos de la rehabilitación que estamos planificando, de acuerdo con parámetros faciales del paciente.

Se determinarán las siguientes líneas de referencia (Fig. 6), que debieran ser paralelas entre sí, cuando la cara de los pacientes tenga un mínimo de simetría:

- Línea interpupilar o bipupilar: determinada por una línea recta que pasa por las pupilas. Idealmente paralela al plano horizontal, dependiendo de la postura del paciente. Sirve de guía para analizar angularmente la vista frontal del plano oclusal superior e inferior y su paralelismo con los bordes incisales de los incisivos superiores e inferiores.
- Línea interorbital u ophriac: determinada por la línea que une los puntos más altos de la curvatura de las cejas.
- Línea intercomisural: línea que une las comisuras de los labios.
- Línea interalar: formada por la unión entre las alas de la nariz y determina la base de la nariz.

El paralelismo de estas líneas es un buen punto de referencia para determinar la armonía del rostro, aunque no es una condición indispensable. En la mayoría de los casos, la orientación frontal del plano oclusal y de los bordes incisales superiores e inferiores buscará el paralelismo con estas líneas horizontales de referencia.

Los labios deben moverse en un plano horizontal y, según ciertos autores, ser paralelos al plano bipupilar representando el plano de referencia facial, no obstante, estos pueden experimentar alteraciones sustanciales en su tonicidad, en cuyo caso estos no representan una referencia fiable (Rufenacht 1990; Chiche & Pinault 1994).

Empleando las referencias horizontales, la cara se divide en tres tercios de igual tamaño:

- *Superior*: entre el nacimiento del pelo (Trichion) y la línea interorbital (Ophriac).
- *Medio*: desde la línea interorbital a la línea interalar (horizontal subnasal).
- *Inferior*: desde la línea interalar hasta la base del mentón.

En algunas ocasiones, se puede observar escaso paralelismo entre la línea interpupilar e intercomisural, o entre estas y el horizonte; en esta situación, será necesario discutir con el paciente la línea de referencia a elegir.

Figura 6. Líneas de referencia horizontales, tercios faciales, línea bipupilar e intercomisural.

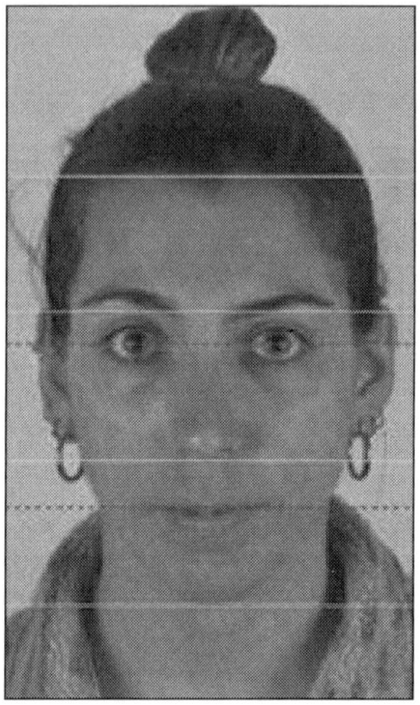

Línea media

La línea media facial es determinada por una vertical que pasa por el centro de la glabela, siguiendo por el centro de la nariz, el filtrum y porción media del mentón; idealmente debiera ser perpendicular a la línea bipupilar. Una asimetría hasta del 3% entre las mitades del rostro es esperable, sin que la estética de los pacientes se comprometa. La línea media dentaria debiese ser lo más paralela a la vertical verdadera, sin embargo, estudios han demostrado que la población general percibe una desviación recién a los 3 o 4 mm (Beyer & Lindauer 1999; Kokich 1999). Entendiendo que la mayoría de los pacientes no son simétricos y las estructuras faciales y/o asimetrías fluyen de manera armónica y equilibrada hacia cierta dirección, la línea media debiese respetar este flujo, fluyendo en la misma dirección de la desviación de la nariz y el mentón (Silva 2018, 2019) (Fig. 7).

En el caso de que los puntos de referencia vertical no estén alineados, el centro del labio superior se puede utilizar como referencia ideal para determinar la línea media facial del paciente. Además, las reconstrucciones se pueden integrar dentro del contexto global de la cara, no obstante otorgando prioridad a la verticalidad de la línea interincisal. Es necesario discutir y definir con el paciente los parámetros que se utilizarán en su caso particular.

Figura 7. Flujo facial: paciente que muestra línea media respetando desviación de nariz y mentón.

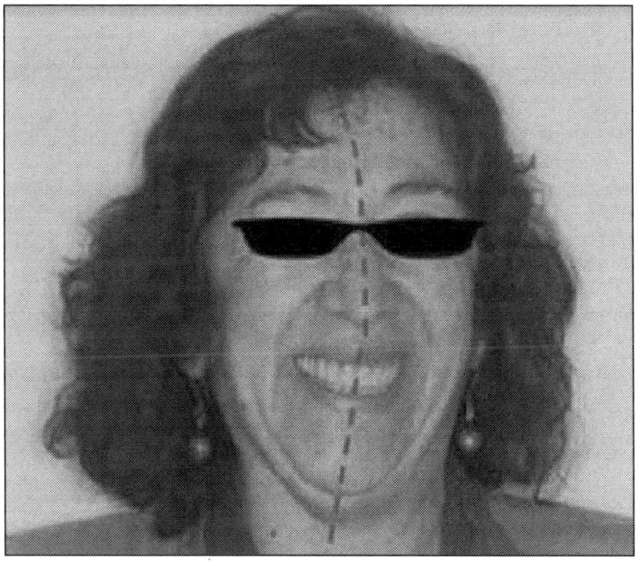

La línea media dentaria, sobre todo la superior, siempre se ha considerado un elemento clave en la valoración estética del paciente. La información proporcionada por sus labios y su perfil puede sugerir la forma y tamaño ideales de los dientes anteriores (Fradeani 2004). La identificación de la posición del borde incisal con el paciente en reposo y con los dientes levemente separados (línea blanca), tanto en sentido apicocoronal (curva incisiva) como en el anteroposterior (perfil incisivo), representa un aspecto fundamental del diagnóstico estético (Vig & Brundo 1978; Fradeani 2004). Para ello, el estudio dinámico dentolabial es crucial, aspecto posible de ser analizado mediante varios métodos. La posición del borde incisal de los incisivos centrales debiese contactar con el borde bermellón del labio inferior cuando un fonema «F» es reproducido. Mientras que al pronunciar el fonema «E», la exposición dentaria es más visible, por lo que la parte incisal corresponde a la mitad de la distancia registrada entre los labios superior e inferior. Cabe destacar que este fonema en español resulta al pronunciar el fonema «I» por varios segundos, para lo cual se puede pedir al paciente pronunciar la palabra *cheese* (Zitzmann & Marinello 1999). Otros métodos incluyen el registro de la sonrisa máxima en video mediante una conversación relajada con el paciente, obteniendo una sonrisa máxima más natural y real, así como solicitarle que eleve el labio superior lo más posible, con lo que podremos visualizar la exposición máxima de las piezas dentarias (Fig. 8). Una vez que la posición del borde incisal ha sido establecida, se determina la longitud de los incisivos centrales, que en promedio es 10,5 mm, con variación sobre todo en pacientes de edad avanzada, dada la presencia de recesiones gingivales que aumentan este promedio.

Desde 1978, Vig y Brundo describen una disminución gradual de la posición del labio como un fenómeno natural del envejecimiento, conducente a una menor exposición de los incisivos superiores y aumento de los inferiores durante la sonrisa. Cabe destacar que esta dimensión es por lo general mayor en mujeres que en hombres y ha demostrado ser inestable en el tiempo, disminuyendo en promedio de 3,37 mm en la década de los 30 a 0,04 mm en los 70 años (Vig & Brundo 1978; Mammandras 1988); aunque sea mínima y dependiendo de la longitud del labio, la existencia de línea blanca es siempre deseable.

Figura 8. Registro facial en reposo (línea blanca) v/s registro dinámico de sonrisa máxima.

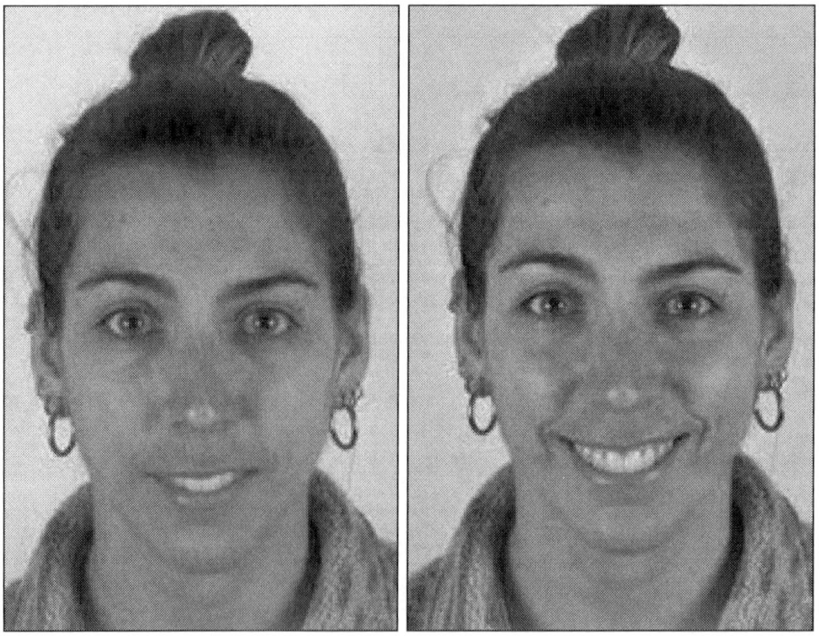

Plano oclusal

La orientación del plano oclusal vista de frente debe ser, según algunos autores, paralela a la «horizontal verdadera», mientras que otros la determinan como paralela al eje bipupilar (Rufenacht 1990; Chiche & Pinault 1994). En caso de emplear arco facial, este será determinado según los parámetros que dicho arco emplee como referencia. Por lo general, las líneas comisural e interpupilar deben ser paralelas al plano de referencia horizontal (Fradeani 2004). Independientemente de la referencia empleada, cierta falta de paralelismo es generalmente desapercibida por las personas del entorno, no obstante, se ha demostrado que existe un límite de inclinación considerada antiestética, cuando ya supera los cuatro grados respecto al plano utilizado como referencia (Olivares 2013).

Visto de perfil, el plano oclusal debe ser paralelo al plano protésico (craneométrico) o de camper (cefalométrico), lo cual se puede corroborar mediante una platina de FOX (López-Garrido 2015). Para corroborar la repercusión estética del plano oclusal, debemos analizar el resto de los parámetros estéticos, como son la curva de la sonrisa, presencia de triángulos negros y carrillos despejados en sonrisa máxima (Fig. 9).

Figura 9. Referencias del plano oclusal superior, de frente y perfil. Línea bipupilar, triángulos negros, curva de la sonrisa, plano de camper, ángulo nasolabial.

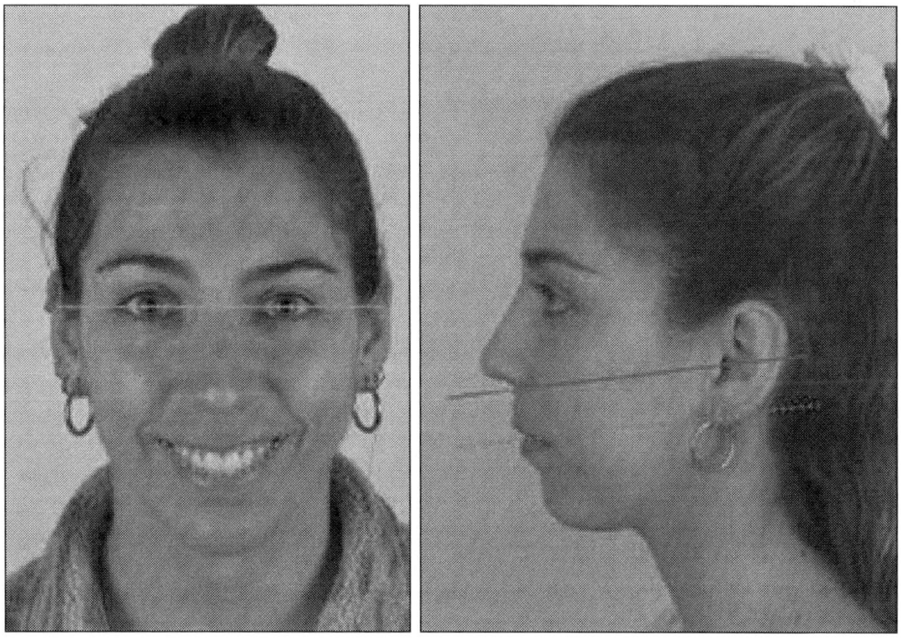

En general, la curva incisiva es paralela al borde superior del labio inferior en sonrisa (curva de la sonrisa), con una relación que puede ser sin contacto, en contacto o cubierta (Fradeani 2004). Según un estudio de Tjan y Miller (1984), este paralelismo es observado en un alto porcentaje de individuos, alcanzando hasta el 85% de casos. Cabe recalcar que la curvatura y concavidad del labio inferior constituyen parámetros variables debido a diversas alteraciones en su motilidad, manifestando asimetría entre lado derecho e izquierdo. Esto sugiere que es más importante establecer un parámetro fijo y estable como referencia para determinar el plano incisivo (Fradeani 2004). Mediante este análisis podremos determinar finalmente la posición del borde incisal, así como el tamaño del diente, permitiendo dejar una banda de encía queratinizada con exposición en sonrisa máxima de no más de dos milímetros (Fig. 10).

Figura 10. Protocolo de fotos/video/escáner intraoral y modelos STL.

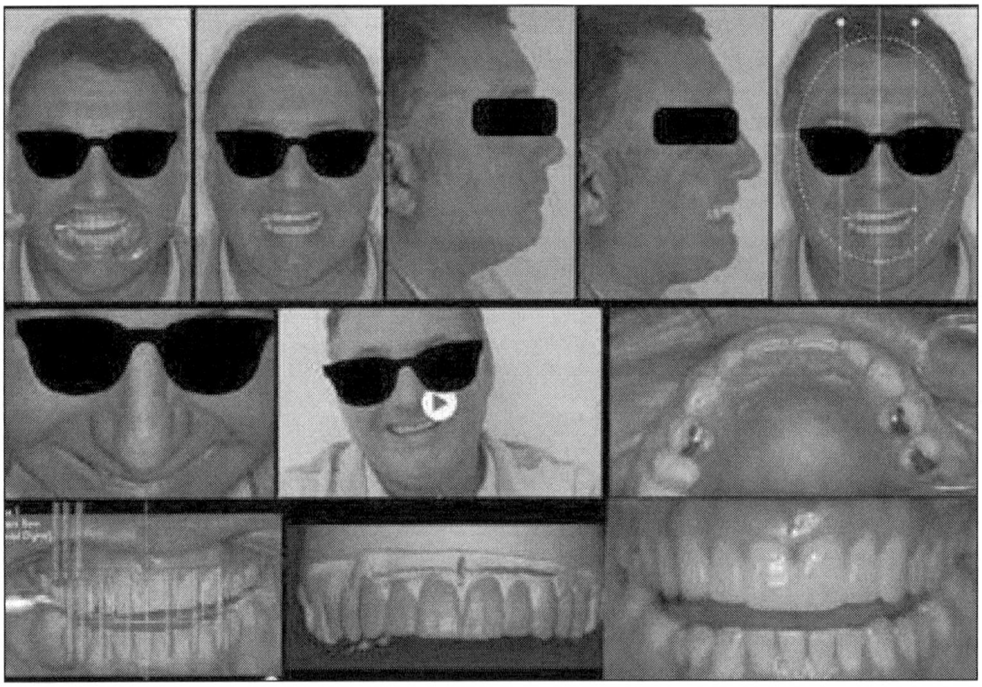

Análisis de la función

Una vez realizado el análisis estético, debemos estudiar el funcionamiento de las estructuras y la forma en que dicha función va a determinar las decisiones clínicas. Esta fase incluye un exhaustivo examen funcional, muscular y articular, así como el análisis de las relaciones oclusales tanto en estática como en dinámica. Se realiza, además, la valoración de aspectos importantes como la dimensión vertical oclusal, así como elementos funcionales del sistema que incluyen la fonación, deglución y un aspecto, últimamente considerado fundamental en la función y rehabilitación oral, que incluye la permeabilidad de vías aéreas, patrones de respiración bucal y apneas del sueño (Haviv 2014). Al igual que en la fase estética, el registro mediante fotografía y estudio dinámico en video es de gran utilidad para el análisis de la función del sistema estomatognático (Mahn 2020).

Figura 11. Análisis de la función evidencias en examen clínico de sobrecarga, atrición, erosión, biocorrosión, anfracción, bruxismo.

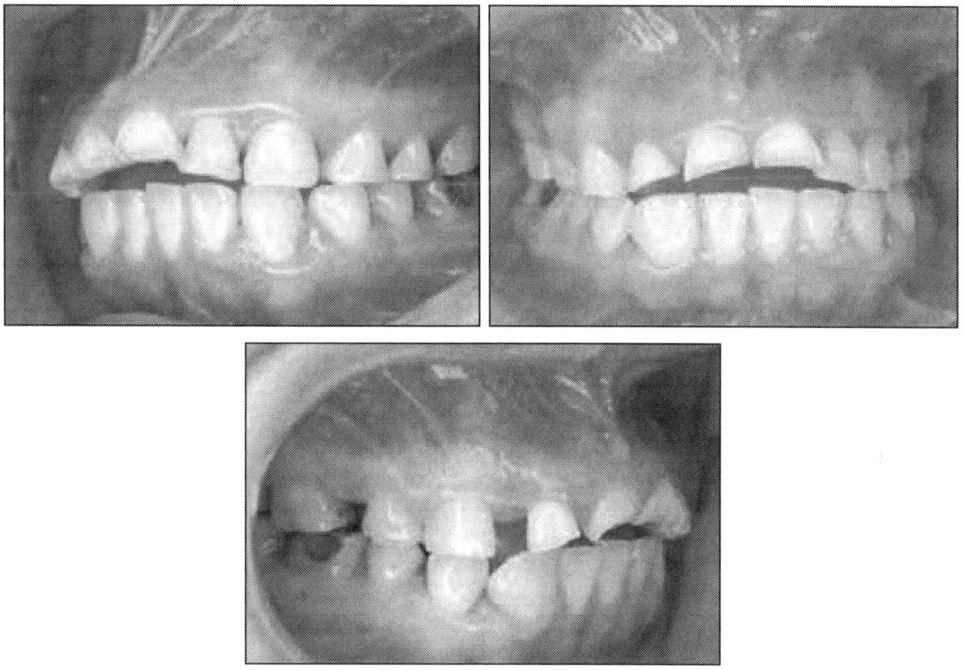

Durante las últimas décadas ha habido una serie de corrientes de pensamiento o «filosofías» respecto a la forma en que interactúan la función muscular, articular y oclusión. Dichas corrientes, a veces contrapuestas entre sí, han guiado tanto la educación e industria, así como el enfoque de tratamiento de muchos pacientes, no obstante, los estudios de oclusión presentan gran variabilidad en la definición operacional de los términos, lo que dificulta su comparación (Firmani 2013). No existe sustento suficiente de la hipótesis que avala el rol de la oclusión dentaria en la fisiopatología de los trastornos temporomandibulares (TTM), por lo que la sugerencia clínica propone evitar el paradigma gnatológico en el manejo y tratamiento de los trastornos temporomandibulares (TTM) (Manfredini 2017).

Espacio interoclusal

Las prótesis dento-gingivales implantosoportadas, dependiendo de su material de construcción, requieren de una serie de partes y elementos que deben ir contemplados en su diseño, y de acuerdo con cada pieza, debe tener un volumen de espacio apropiado que asegure sus propiedades mecánicas, así como permitir higienización de sus elementos y tejidos subyacentes. Se debe considerar la pérdida de tejidos duros y blandos en sentido vertical, ya que determinará los elementos anatómicos a compensar con la futura rehabilitación (Lago 2017). Por otro lado, el espacio interoclusal dictará el tipo de restauración que se realizará según el espesor de materiales requeridos para fabricar el dispositivo protésico (acrílico, metal-acrílico, metal-cerámica, cerámica). Por ejemplo, una prótesis metal-acrílico requiere al menos 11-12 mm de altura, medidos desde la mucosa hasta el plano oclusal antagonista para dar espacio suficiente a sus componentes (Sadowsky 2015). Este parámetro amerita ser evaluado con los modelos montados en el articulador (Jivraj 2006; Lago 2017; Sadowsky 2015) (Fig. 12).

Figura 12. Modelos articulados donde se evidencia insuficiente espacio interoclusal.

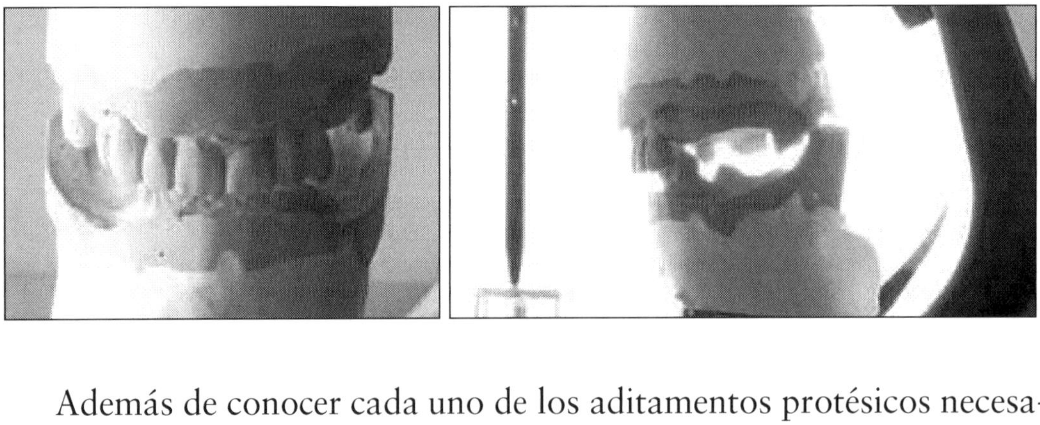

Además de conocer cada uno de los aditamentos protésicos necesarios para la rehabilitación y el espacio que disponemos para distribuir dichas estructuras, debemos determinar tanto el borde incisal de las piezas anterosuperiores y anteroinferiores, como la altura y orientación del plano oclusal. También, es necesario conocer el tamaño adecuado de las piezas dentarias a devolver para cada caso en particular, de acuerdo con los distintos criterios empleados en su selección, según parámetros estéticos, fonéticos, dientes preexistentes, preferencias del operador o del paciente. Otro elemento importante es la movilidad del labio superior, que en función debiese esconder en todo momento la interfaz entre tejidos blandos y las estructuras protésicas, con el fin de evitar un problema estético y/o funcional. También se deben evitar flancos vestibulares que puedan comprometer la higiene de tejidos orales e implantes asociados (Zitzmann & Marinello 1999).

Con respecto al espacio protésico inferior, es necesario comenzar determinando el borde incisal de incisivos inferiores, para lo que es útil la posición del labio inferior en estado de reposo. Además, debemos evaluar la movilidad del labio inferior para determinar la posición del borde incisal inferior, tamaño dentario y existencia del espacio necesario para los elementos protésicos y mecánicos que componen esta prótesis. De esta forma, aseguramos una adecuada estética, función y estructura protésica compatible con éxito a largo plazo. Este criterio es fundamental en la planificación de la posición apical de la plataforma de los implantes y las necesidades de reducción ósea con fines protésicos, lo cual a veces se confunde con una «regularización de reborde» en circunstancias de que está determinado por la necesidad de espacio protésico y razones más bien de la rehabilitación que de criterios quirúrgicos (Fig. 13 y 14).

Figura 13. Ejemplo de osteotomía realizada por necesidad de espacio protésico.

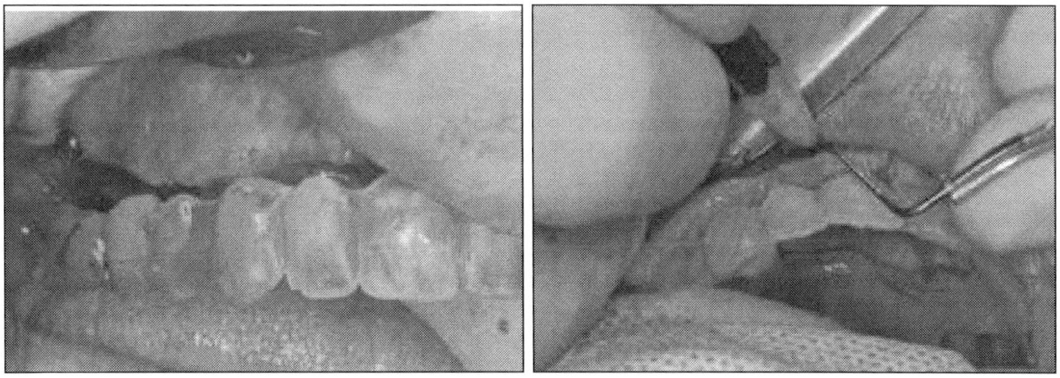

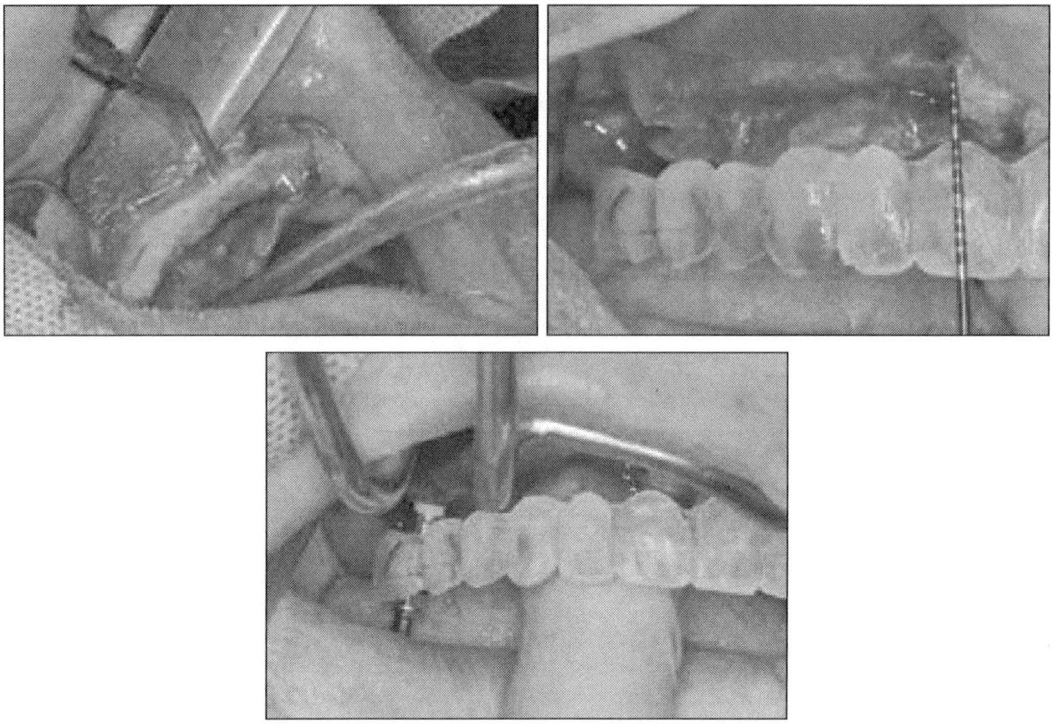

Figura 14. Planificación de implantes en paciente por desdentar y realización de osteotomía por necesidad de espacio protésico.

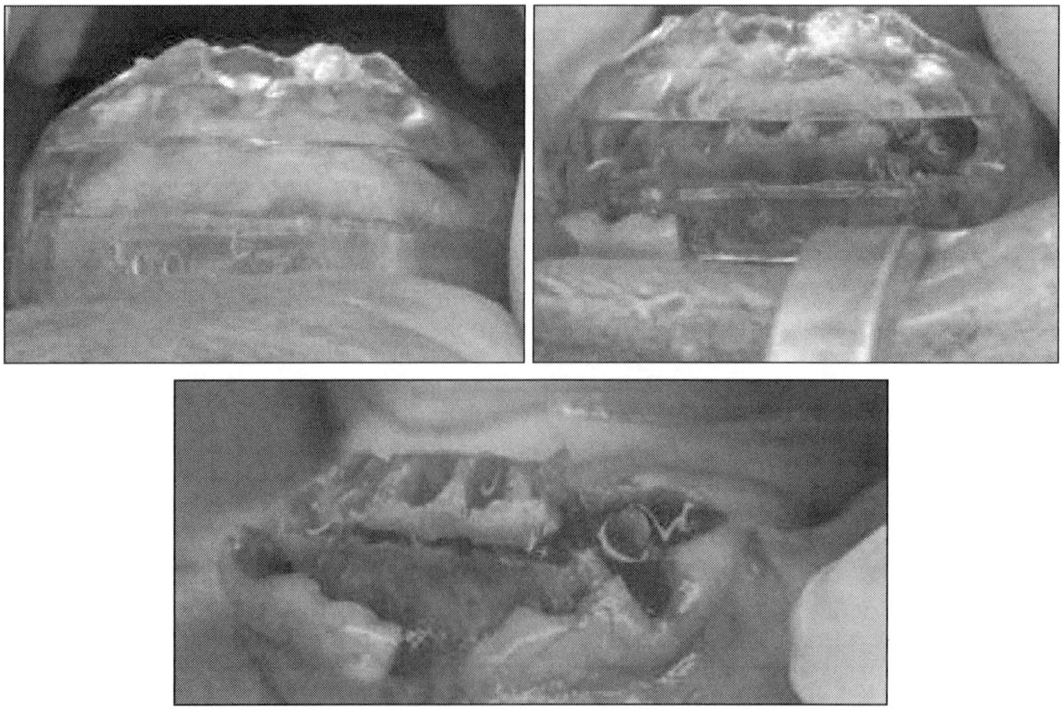

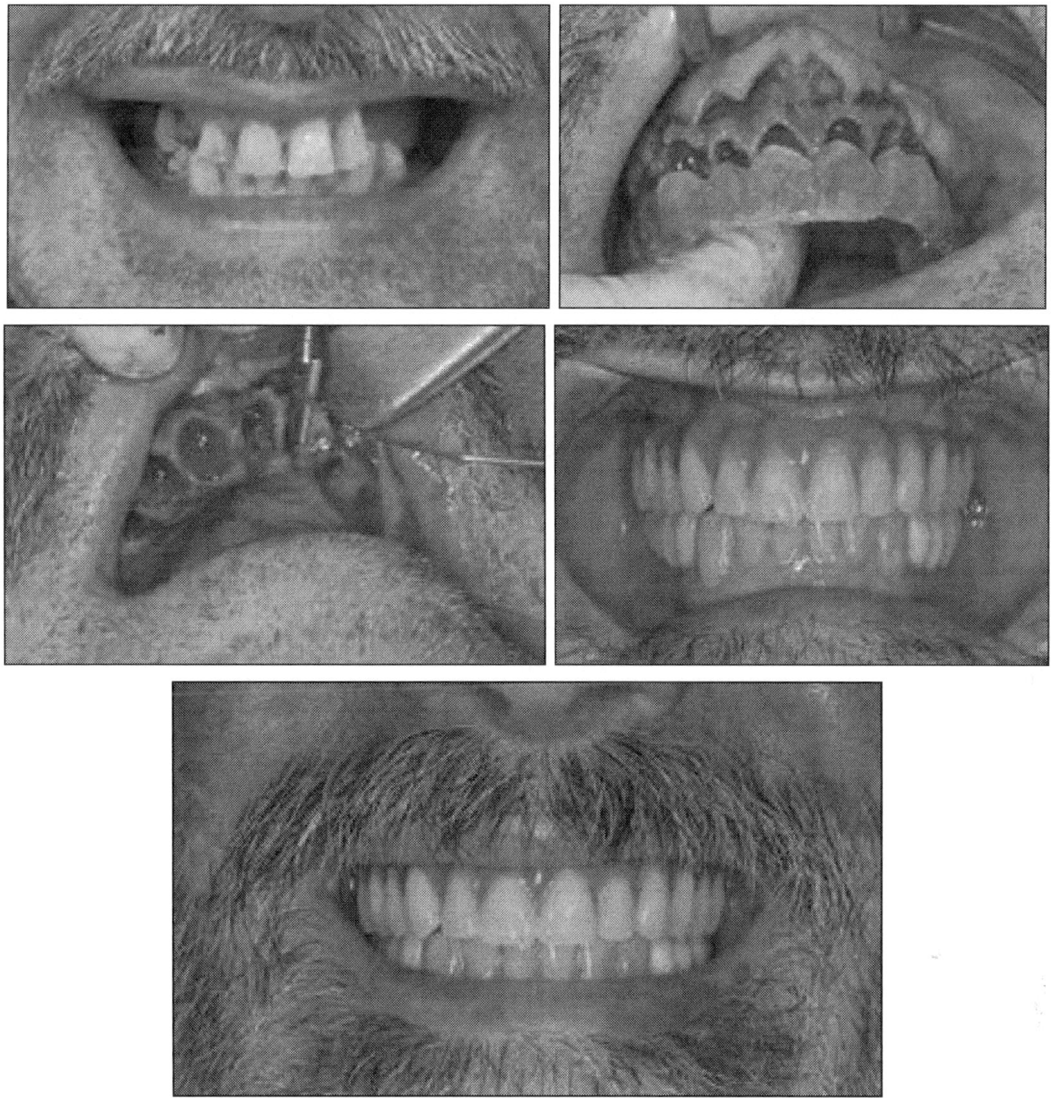

Dimensión vertical

La dimensión vertical (DV) es definida en el glosario de términos Prostodónticos de la Academy of Prosthodontics, publicada en el *Journal of Prosthetic Dentistry* (JPD), como «la distancia entre dos puntos anatómicos marcados o seleccionados (generalmente uno en la punta de la nariz y el otro en el mentón), uno en un miembro fijo y otro en un miembro móvil», entendiéndose como una medida anatómica de relación entre el maxilar superior e inferior.

Dentro de la DV podemos registrar dos tipos que también están definidos en el glosario del JPD:

- Dimensión vertical oclusal (DVO): es la «distancia entre dos puntos anatómicos marcados o seleccionados (generalmente uno en la punta de la nariz y el otro en el mentón) cuando está en posición intercuspídea máxima».
- Dimensión vertical postural o en reposo (DVP o DVR): es «la posición postural de la mandíbula cuando un individuo descansa cómodamente en posición erguida y los músculos asociados se encuentran en un estado de actividad contractual mínima».

Es importante conocer cómo, al registrar esta información, existen diversos métodos tanto objetivos como subjetivos. Las distintas técnicas descritas presentan ventajas y desventajas, no existiendo actualmente consenso acerca de cómo registrar la DV fidedignamente. Esto debido a variaciones según etnias, edad y sexo, o por la simple posibilidad de realizar estas mediciones de forma incorrecta. Es por esto que se recomienda utilizar más de un método de medición para, finalmente, obtener un promedio.

Entre los métodos subjetivos podemos mencionar: la deglución, fonéticos, reposo menos 3 mm, entre otros, y en objetivos, los métodos antropométricos, cefalométricos, fisiológicos, métodos de Willis (pupila a comisura), de Knebelmann y Morata (Morata 2020) (pared anterior conducto auditivo externo-pared lateral de la órbita), entre otros (Fig. 15) (Tabla 1).

Figura 15. Método de determinación de dimensión vertical oclusal (DVO) con VDMeter (Morata 2020).

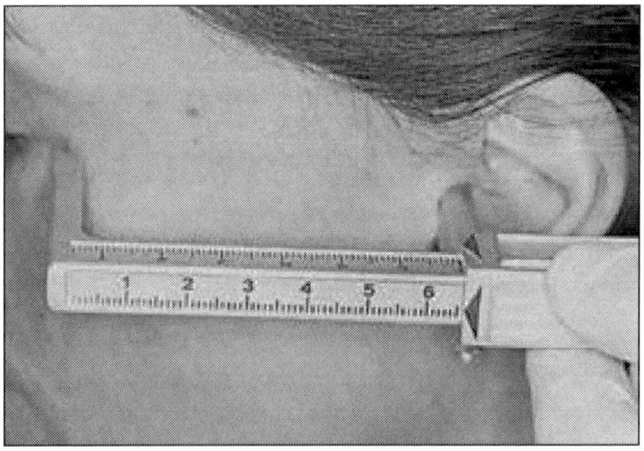

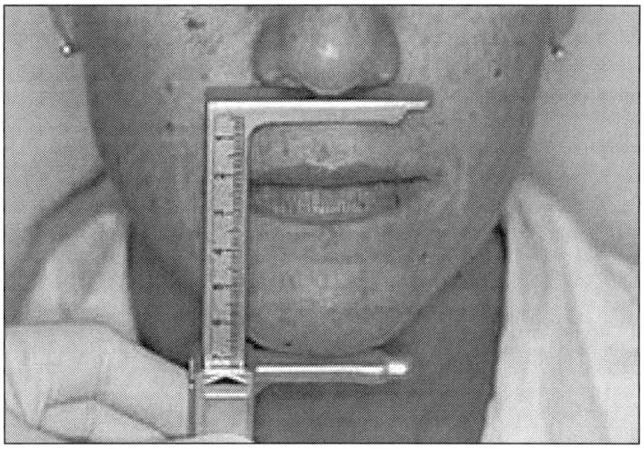

Tabla 1. Ventajas y desventajas de los distintos métodos de determinación DVO.

TÉCNICA	DESCRIPCIÓN	VENTAJAS	DESVENTAJAS
Registros pretratamiento	• Valoración visual de modelos de diagnósticos antiguos • Fotografías previas	• Da un valor aproximado a de la pérdida de altura clínica de las coronas dentales • Permite establecer un registro base	• Disposición de modelos antiguas al iniciar el tratamiento
Evaluación fonética	• S. permite medir el espacio fisiológico del habla • F. localiza los bordes incisales de los dientes superiores • M. localiza la mandíbula en la posición de reposo	• Reproducible • Clínicamente aplicable • Indica la adaptación del paciente después de la perdida de tejido dental • Indica la relación incisal de los dientes anteriores • Localiza el borde incisal de los dientes superior con respecto al labio inferior	• Resultados variables en oclusiones clase II o III • Representación deficiente de la perdida real de la DVO • De mayor uso en la construcción de dentaduras completas
Relajación del paciente	• Posicionamiento mandibular en reposo • Determina la Dimensión Vertical Postural (DVP)	• Clínicamente aplicable • Visualiza la apariencia facial en reposo • Asegura el contacto labial	• Alteraciones en la tensión muscular desencadenan medidas inexactas

Valoración de la apariencia facial	• Evaluación de los tejidos faciales y musculatura en reposo	• Clínicamente aplicable • Visualiza la apariencia facial en reposo • Asegura el contacto labial	• Evaluación arbitraria de la estética facial
Evaluación radiográfica	• Valoración cefalométrica de la relación máxilo mandibular	• Muy precisa y reproducible • Indica la relación incisal de los dientes	• Necesidad de equipo adicional • Utilización de radiación
Evaluación neuromuscular	• Registro de la actividad muscular mediante EMG donde la menor actividad muscular indica la posición de reposo mandibular	• Herramienta de uso clínico y de investigación para la evaluación de la DVO • Precisa y reproducible	• Los dispositivos rara vez están disponibles en el entorno clínico • Es necesaria una gran experticia en el manejo de los instrumentos • Son necesaria condiciones controladas y rigurosas para su registro
Fuerza oclusal	• Determina la DVP I determinarse la máxima fuerza de cierre oclusal	• Limitada por la sensación de dolor percibida por el paciente	• Necesita aditamentos adicionales como el Bimeter de Boss • El registro obtenido puede alcanzar los 9 mm, lo cual hace restringido en su uso
Test de deglución	• Determinación de la DVO al momento de deglutir	• Es un patrón idéntico tanto en el infante edéntulo como en el adulto edéntulo	• Técnica de difícil interpretación sobre todo en pacientes edéntulos • Pueden existir discrepancias de hasta 5 mm en grupos edéntulos
Espacio de inoclusion fisiológica	• Corresponde a la diferencia entre la DVO y DVP	• Medida promedio entre 1 a 3 mm • Espacio necesario para cumplir con las funciones fisiológicas	• Estudios demuestran que una medida variable dependiendo del tipo de oclusión del paciente

Fuente: extraído de Espinosa (2018).

Análisis de la estructura

Esta fase incluye el análisis de la estructura remanente para su restauración o reemplazo, considerando los movimientos mandibulares y fuerzas a las que serán sometidas que aseguren el mejor desempeño a largo plazo (Krifka 2009). El análisis estructural de los maxilares incluye los tejidos duros, blandos y restauraciones preexistentes, necesario para una rehabilitación extensa, ya sea sobre dientes, implantes oseointegrados o con soporte y anclaje mixto, donde se considera tanto la cantidad de estructura dentaria a devolver (Khan 2017) como los implantes a instalar en relación con las cargas (Naert 2012; Daudt Polido 2018; Eliasson 2006).

Toda restauración instalada con el fin de reemplazar tejido destruido o enfermo estará sometida a una serie de factores que requieren de ser evaluados para asegurar la longevidad de la restauración. La boca tiene características específicas que pueden determinar el análisis de las estructuras remanentes y la proyección de las características necesarias que debe tener la restauración definitiva. En el análisis del medioambiente oral, se deben tomar en consideración características de los tejidos afectados, histología, biomecánica, así como las características macroscópicas del defecto o lesión. Debemos también considerar que las estructuras protésicas aseguren estabilidad a largo plazo de las interfaces, sellado biológico, contención y disipación de las cargas, equilibrio y contención de infecciones bacterianas de la cavidad oral, es decir, deben ser capaces de mantener la salud por muchos años (Fig. 16).

Figura 16. Caso representativo de reemplazo de piezas dentarias dañadas por una rehabilitación protésica que devuelve estética, función y salud al paciente.

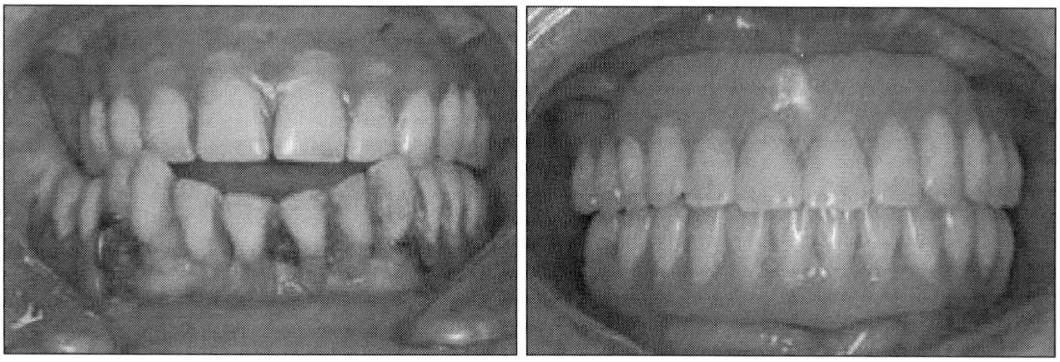

El continuo desarrollo y evolución de biomateriales y nuevas tecnologías nos guía a siempre estar actualizados y considerar la mejor evidencia científica disponible. En este punto, debemos considerar la siguiente pregunta: ¿el paciente cuenta con la suficiente estructura para asegurar el éxito clínico de mi restauración a largo plazo? En caso de no ser así, ¿cómo puedo mejorar la situación para asegurarlo?

Otras interrogantes para responder en esta fase incluyen:

- ¿Cuántos dientes o unidades oclusales son necesarios para una función adecuada a largo plazo y compatible con la salud?
- ¿Cuántos implantes son necesarios para una función adecuada, a largo plazo y compatible con la salud? ¿Dónde debieran estos ir ubicados?
- ¿Existe hueso suficiente o se requiere aumento o búsqueda de sitios alternativos? (Fig. 17)

Figura 17. Análisis de la estructura en radiografía panorámica; neumatización del seno maxilar, atrofia posterior maxilar, irregularidad del reborde óseo, consideraciones anatómicas, ubicación del NAI y ATM.

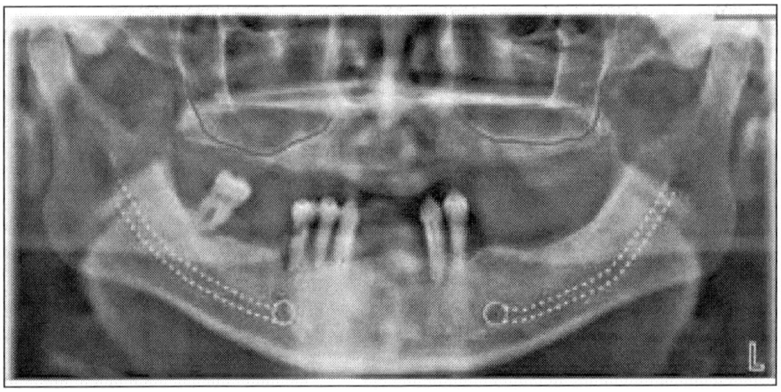

Análisis de la estrategia

Este ámbito, tan importante en rehabilitaciones complejas, se refiere a todos aquellos aspectos no necesariamente ligados al PTFG que podrían influir significativamente en él; decisiones estratégicas que incluyen la indicación de endodoncias por razones protésicas, exodoncias por razones económicas, por predictibilidad del tratamiento a largo plazo o concretamente para aumentar la eficiencia y/o simplicidad del plan de tratamiento, consideraciones específicas asociadas a la naturaleza del paciente, como, por ejemplo, limitaciones económicas, necesidad de desplazamiento, expectativas socioculturales, entre otros aspectos.

Contando con todos los datos acumulados y analizados anteriormente, es muy importante el proceso de análisis considerando estos antecedentes, así como el conocimiento y la evidencia científica acumulada en la materia.

Así como hay elementos técnicos relevantes, hay otros, tanto o más importantes, que no entran en este análisis, pero que deben necesariamente ser considerados al planificar nuestro caso. Es fundamental la valoración de elementos externos a la odontología propiamente tal, como factores asociados al paciente, entre los cuales podemos mencionar el grado o nivel de motivación al inicio y durante el transcurso de un largo tratamiento. Otro elemento relevante es la capacidad económica del paciente de costear el tratamiento, ya que no podemos olvidar que no necesariamente está al alcance de todos, sobre todo con nuestra realidad de salud en un país latinoamericano. Otros elementos fundamentales para analizar en esta categoría pueden ser las expectativas del paciente y su estatus psicológico. No es menos importante la capacidad técnica de él o los operadores, facilidad de acceso a la tecnología necesaria, disponibilidad de insumos y partes requeridas en el mercado local, tanto para la confección, como para la mantención y resolución de complicaciones, capacidad de laboratorio necesaria y decisiones logísticas propiamente tales.

Es fundamental considerar la estrategia local, es decir, aspectos odontológicos relacionados con el caso específico. Hay ocasiones en que es necesario eliminar algunas piezas dentarias remanentes, a pesar de que puede que se encuentren con adecuado soporte periodontal y posición según nuestro análisis estético, permitiendo correcta oclusión y desoclusiones. Sin embargo, por razones de pronóstico total, o pensando en la complejidad de los procedimientos, opinión del paciente, valoración económica del tratamiento, entre otros, decidimos extraerlas por motivos estratégicos.

La evidencia científica soporta el gran éxito de las prótesis implantosoportadas de arco completo sobre un mínimo de cuatro implantes. No obstante, como requisito de esto es el hecho de que sea una prótesis de arco completo, que entrega una estabilidad arco cruzado mediante la ferulización de los implantes y compartiendo la carga de forma solidaria los implantes de un lado con los del lado opuesto, por lo que necesariamente debemos eliminar los dientes que nos impidan tener este beneficio. Por otro lado, si deseamos mantener estos dientes, típicamente caninos superiores, tenemos el beneficio de la sensibilidad periodontal mantenida y la menor pérdida ósea por mantención de las raíces de los caninos (Fig. 18), inclusiones radiculares o Partial Extraction Therapies (PET) (Salama 2016; Gluckman 2017). Sin embargo, al interrumpir el arco completo, debemos rehabilitar el maxilar en segmentos, situación que aumenta la complejidad, disminuye opciones protésicas y eleva costos de tratamiento para el paciente, que deberá rehabilitar con tres segmentos implantosoportados con al menos dos implantes en cada segmento, incrementando no solo la cantidad de implantes necesarios, sino la probabilidad de procedimientos complementarios, como injertos en el maxilar superior.

Figura 18. Prótesis superior de arco completo con mantención de raíces de piezas 1.3 y 2.3 (submergencia radicular). Con el fin de evitar reabsorción del reborde residual producto de dichas exodoncias, se decide hacer una inclusión vital.

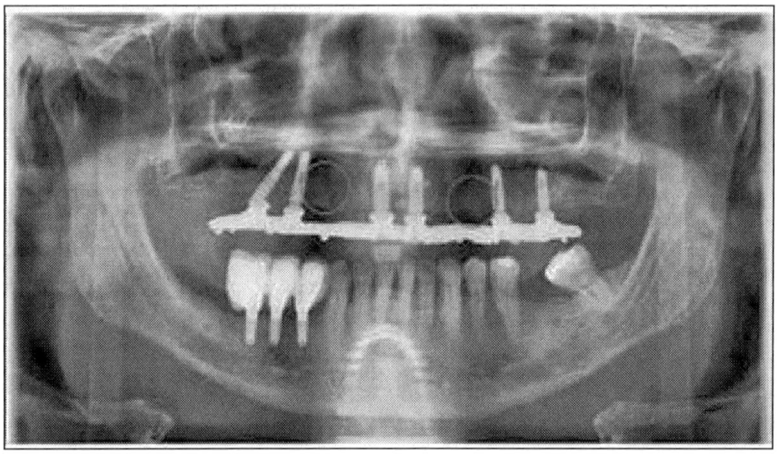

Análisis de la biología

Es el último aspecto por analizar, no obstante, el primero en ser ejecutado, ya que se relaciona con la eliminación de todas las patologías infecciosas que afectan la cavidad oral. Es fundamental tener claro el análisis previo, para evitar descoordinaciones entre los tratantes y permitir una evolución fluida de procedimientos que eviten esfuerzos en resolver problemas biológicos de estructuras que no son aptas para satisfacer las necesidades funcionales o estéticas a largo plazo. El análisis de la biología incluye la necesidad de tratamiento desde el estudio de riesgo de caries hasta la eliminación de caries activas, tratamiento periodontal, endodóntico y cirugía oral, determinación de diagnóstico y pronóstico periodontal y necesidad de cirugías orales por lesiones de tejidos duros o blandos, que puedan significar algún riesgo a la longevidad de nuestras rehabilitaciones (Fig. 19).

Figura 19. Distintas situaciones clínicas en las que se analiza biología muy afectada para devolver salud al sistema estomatognático acorde al análisis previo de estética, función, estructura y estrategia.

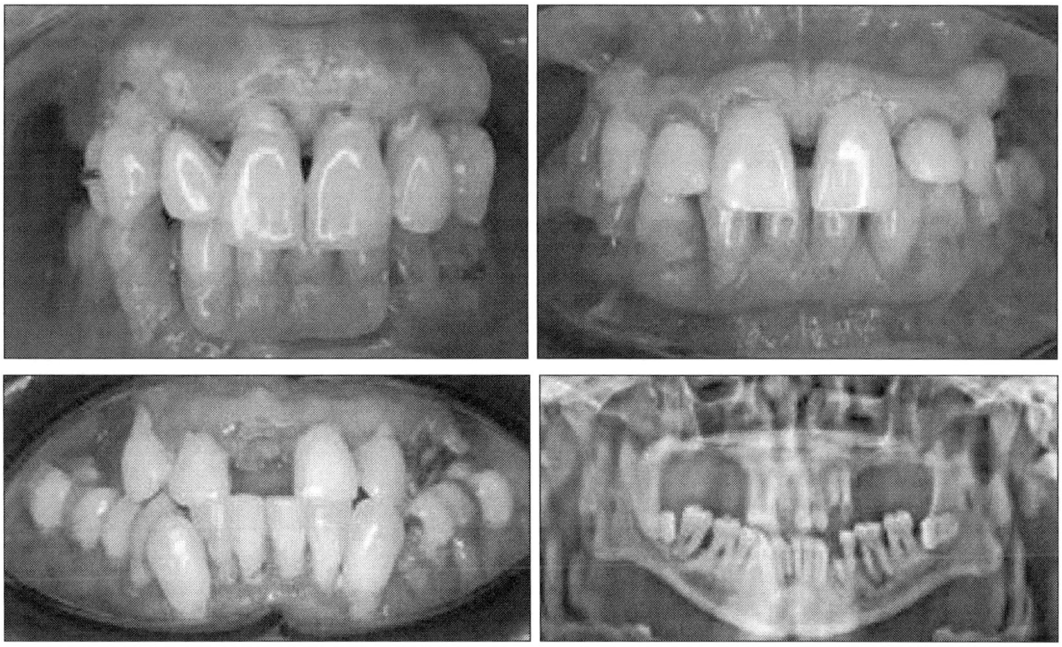

4.
Secuencia plan de tratamiento

Hernán Vial Urrutia • . Sebastián Bravo Céspedes
René Rojas Peredo • Sebastián Contreras Kock

Una vez realizado el análisis integral del caso, guiado desde el objetivo y necesidades estéticas, funcionales, estructurales, estratégicas y biológicas, se genera un PTFG que, según Misch (2007), puede ser ejecutado en las siguientes fases:

Fase I: Etiológica

- Operatoria y prequirúrgica-inicial remoción de caries, extracciones, dientes temporales
- Tratamiento periodontal, terapia endodóntica, ortodoncia
- Dimensión vertical oclusal
- Corrección del plano oclusal, corrección de prótesis, recontornear-reconstruir dientes existentes, desgaste selectivo
- Prótesis de transición (fija o removible) o *mock up*; acondicionamiento de tejidos
- Impresión para guías quirúrgicas (si la condición oral ha cambiado desde las impresiones de diagnóstico)

La fase etiológica de un plan de tratamiento de prótesis dento-gingivales sobre implantes consta de varias partes que se detallan a continuación:

1. *Operatoria y prequirúrgica*: inicial remoción de caries, extracciones, dientes temporales. Antes de que se pueda realizar cualquier procedimiento de implantes, es necesario eliminar cualquier problema de salud bucal existente. Esto incluye la extracción de dientes dañados o deteriorados, la eliminación de caries y la instalación

de dientes provisionales si es necesario. Los provisorios se utilizan para preservar la estética y la funcionalidad hasta que se pueda colocar la prótesis final.

2. *Tratamiento periodontal, terapia endodóntica, ortodoncia.* Además de la eliminación de caries y dientes dañados, también puede ser necesario tratar cualquier enfermedad periodontal, realizar terapias endodónticas en dientes afectados, o incluso realizar tratamientos de ortodoncia para alinear los dientes y preparar la boca para la instalación de implantes.
3. *Dimensión vertical oclusal.* Este paso involucra la determinación y ajuste de la dimensión vertical oclusal, importante para garantizar que la prótesis final tenga los parámetros estéticos correctos y sea cómoda para el paciente, y recupere la funcionalidad.
4. *Corrección del plano oclusal, corrección de prótesis, recontornear-reconstruir dientes existentes, desgaste selectivo.* Este paso incluye varios procedimientos para preparar la boca para la colocación de la prótesis final. Esto puede incluir ajustar la inclinación del plano oclusal en relación con la línea media, recontornear o reconstruir los dientes existentes y realizar un desgaste selectivo para crear espacio para la prótesis.
5. *Prótesis de transición (fija o removible) o mock up; acondicionamiento de tejidos.* En esta etapa, se colocan prótesis temporales o de transición que pueden ser fijas o removibles. Estas prótesis permiten al paciente acostumbrarse a la sensación de los implantes, además de permitir al clínico realizar las pruebas estéticas y funcionales previo al diseño final.
6. *Impresión para guías quirúrgicas (si la condición oral ha cambiado desde las impresiones de diagnóstico).* Por último, si la condición oral del paciente ha cambiado desde la impresión diagnóstica inicial, se tomará una nueva impresión para crear guías. Adaptadas a la condición final prequirúrgica una vez realizados todos los pasos de esta fase.

Fase II: Preinstalación de implantes

- Cirugías de reconstrucción ósea (injertos), tejido blando
- Etapa de cirugía de implantes I: instalación de los implantes

La fase II del plan de tratamiento de prótesis dento-gingivales sobre implantes consiste en la preparación de los tejidos duros y blandos para la instalación de los implantes. Aquí se detallan estos pasos:

1. *Cirugías de reconstrucción ósea (injertos), tejido blando*: antes de que se puedan instalar los implantes, puede ser necesario realizar cirugías de reconstrucción ósea y de tejido blando para garantizar un entorno adecuado y saludable para los implantes. En ocasiones, debido a enfermedad periodontal, caries severas o pérdida traumática de dientes, el hueso alveolar puede haber sufrido reabsorción o pérdida. Para corregir esto, se pueden utilizar técnicas de regeneración ósea, como injertos de hueso autógenos, aloplásticos, alógenos o xenógenos, para aumentar la cantidad y calidad del hueso disponible. Adicionalmente, puede ser necesario el injerto de tejido blando para mejorar la estética y la cantidad de encía adherida.
2. *Etapa de cirugía de implantes I*: instalación de los implantes: este es el punto crucial en el que se instalan los implantes. Se realiza mediante un procedimiento quirúrgico que puede ser guiado estrictamente por una guía análoga creada en la fase de planificación.

Durante estos procesos, es fundamental que se sigan técnicas de esterilización rigurosas y se mantenga un entorno de cirugía aséptica para minimizar el riesgo de infecciones. Adicionalmente, el monitoreo postoperatorio y el manejo del dolor son aspectos esenciales de esta fase del tratamiento.

FASE III: CICATRIZACIÓN

- Cirugía de segunda fase, carga inicial
- Rehabilitación: carga ósea progresiva
- Selección de pilares intermedios e impresión
- Prueba de estructura metálica o de encerado
- Instalación inicial-chequeo oclusión
- Entrega final-ajuste de oclusión y confección de un plano de relajación

La fase III del plan de tratamiento de prótesis dento-gingivales sobre implantes es fundamental para garantizar la correcta osteointegración de los implantes y la posterior adaptación de la prótesis. A continuación, se detallan los pasos:

1. *Cirugía de segunda fase, carga inicial:* la cirugía de segunda fase generalmente se realiza después de que el período de osteointegración ha concluido y el implante se ha fusionado adecuadamente con el hueso. En este paso, se coloca un aditamento conocido como pilar de cicatrización que atraviesa la encía y permite la formación y maduración del tejido gingival alrededor del implante. Es también en esta etapa cuando se puede realizar una carga inicial, o la colocación de una prótesis temporal para comenzar a estimular el implante y el hueso adyacente.
2. *Rehabilitación: carga ósea progresiva:* esta etapa es fundamental para preparar el implante y el hueso para las fuerzas que experimentarán con la prótesis definitiva. La carga ósea progresiva se refiere a la aplicación gradual de fuerzas de masticación sobre el implante a través de prótesis temporales, lo que permite que el hueso logre adaptarse y responda de manera positiva.
3. *Selección de pilares intermedios e impresión:* los pilares son componentes que se conectan con el implante y sirven de soporte para la prótesis. La selección del pilar correcto es esencial para garantizar una transición suave entre el implante y la prótesis final. Una vez seleccionado el pilar, se realiza una impresión precisa de la boca que se utilizará para la confección de la prótesis.
4. *Prueba de estructura metálica o de encerado:* la estructura metálica o el encerado de la prótesis se prueban en la boca para verificar el ajuste, la oclusión y la estética. Esta es una etapa de control esencial para garantizar la funcionalidad y comodidad de la prótesis final.
5. *Instalación inicial-chequeo oclusión*: la prótesis final se coloca inicialmente para verificar la oclusión. Es fundamental que la prótesis esté bien ajustada y no cause ningún tipo de molestia o interferencia en la oclusión.
6. *Entrega final-ajuste de oclusión y confección de un plano de relajación*: en la entrega final, se realizan los últimos ajustes para garantizar una oclusión funcional y cómoda. Además, se puede confeccionar un plano de relajación o placa oclusal, un dispositivo diseñado para

proteger la prótesis y los tejidos orales al disipar las fuerzas de masticación, especialmente útil en pacientes con bruxismo.

Cada uno de estos pasos debe ser llevado a cabo con precisión y cuidado para garantizar el éxito a largo plazo de la prótesis sobre implantes.

Fase IV: Mantención

Mantención del primer año: control cada tres a cuatro meses, radiografías cada seis, luego anuales los primeros tres años.

La fase IV del plan de tratamiento de prótesis dento-gingivales sobre implantes se centra en el seguimiento y la mantención a largo plazo, para asegurar el correcto funcionamiento y la longevidad de los implantes y las prótesis. Aquí se detallan los pasos:

1. *Mantención del primer año, control cada tres a cuatro meses*: durante el primer año posterior a la colocación de la prótesis sobre los implantes, es fundamental realizar visitas de control regulares cada tres a cuatro meses. En estas instancias, el especialista examinará el estado de los tejidos orales, la integridad y funcionalidad de la prótesis y la estabilidad de los implantes. Estos controles pueden incluir pruebas de percusión y palpación, además de la evaluación de la higiene oral del paciente.
2. *Radiografías cada seis meses, luego anuales los primeros tres años*: el uso de imágenes radiográficas es fundamental para el seguimiento de los implantes dentales. Durante el primer año, se recomienda realizar radiografías cada seis meses para evaluar el estado del hueso alrededor de los implantes y detectar cualquier signo de reabsorción ósea o inflamación temprana. Después del primer año, las radiografías se hacen generalmente una vez al año durante los primeros tres años. Estos intervalos pueden variar dependiendo del caso individual y del criterio profesional.

La mantención es un componente crucial para el éxito a largo plazo de las prótesis sobre implantes. Implica no solo las visitas de control y las radiografías, sino también la educación del paciente sobre la higiene oral adecuada y los hábitos saludables para mantener el estado de los implantes y la salud bucal general.

Una vez terminada la fase operatoria y prequirúrgica se debe comenzar por los principios básicos de las prótesis totales, estos son la base para determinar la anatomía, funcionalidad y estética en el tratamiento rehabilitador sobre implantes en un paciente edéntulo. Si la prótesis actual del paciente respeta los parámetros adecuados como dimensión vertical, planos oclusales anteriores y posteriores, esta puede ser utilizada para la planificación. Por otro lado, si la prótesis actual no es aceptable, se debe confeccionar un encerado diagnóstico o prótesis total de trabajo. En el caso de que el paciente tenga dientes, se deben realizar encerados parciales, correcciones de plano oclusal y *mock up*.

Impresión preliminar

Se realizan para la obtención de un modelo de estudio o diagnóstico, cuyos objetivos son evaluar la anatomía de tejidos duros y blandos, necesidad de cirugía preprotésica, pero probablemente lo más importante para un desdentado total es entregar la base donde se confeccionará la cubeta individual (Rahn 2009).

Por lo general se utiliza hidrocoloide irreversible (alginato) por su bajo costo, fácil manipulación (Rahn 2009) y su corto tiempo de trabajo, que lo hacen más tolerable para el paciente (Hayakawa 1999). Se debe considerar la estación del año y la posibilidad de un vaciado oportuno; si la estación del año es muy calurosa o los tiempos clínicos no nos permiten un vaciado en el tiempo indicado para el alginato, es preferible el uso de silicona por condensación (sobre todo si se va a considerar el uso del flujo digital). Con una cubeta *stock* plástica o metálica, se debe registrar las tuberosidades bilateralmente, el surco hamular y los trígonos retromolares en el maxilar (Fig. 20) inferior; muy importantes son las papilas en la zona posterior de la mandíbula para determinar el plano oclusal inferior (MacEntee 1999); se pueden modificar las cubetas *stock* añadiendo cera para lograr este cometido (Özkan 2018). La cubeta seleccionada debe dejar un espacio de 5-6 mm entre esta y los tejidos a impresionar (Özkan 2018; Rahn 2009; Zarb 2012).

El problema de las impresiones preliminares es que entregan un pobre detalle de la profundidad y ancho de los vestíbulos, así como de la zona de inserciones musculares (Rahn 2009), además de comprimir y desplazar estas zonas debido a la viscosidad del material de impresión (Wood 2012).

Figura 20. Impresión preliminar con hidrocoloide irreversible maxilar superior. Exhibe un adecuado registro de zonas anatómicas de interés.

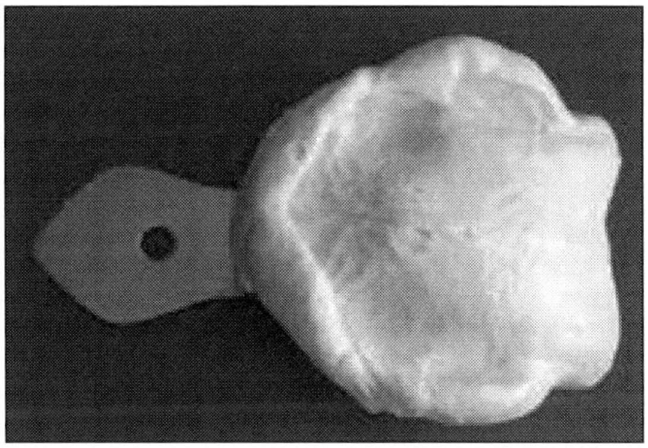

Cubeta individual

Se confecciona una cubeta individual para la obtención de un modelo maestro mediante una impresión. Se debe obtener una copia lo más fiel posible de los tejidos blandos y duros del paciente (Rahn 2009). No es necesario el recorte muscular para el diseño de la cubeta, ya que la finalidad de esta no es reproducir funcionalidad para una prótesis total.

La cubeta individual debe cumplir con ciertas características, como máxima adaptación a los rebordes edéntulos disminuyendo la cantidad de material de impresión y permitiendo una uniformidad de este, ser cómoda, tener bordes lisos, fácil de instalar y retirar, ser rígida pero no demasiado gruesa (Özkan 2018).

Si la finalidad es realizar una impresión de diagnóstico, no es necesario la impresión funcional, pero si se está realizando una impresión para una prótesis intermedia que el paciente usará por un tiempo, deben respetarse los parámetros recomendados para la fabricación de una cubeta para prótesis totales convencional.

Este tipo de cubetas se fabrican con acrílico de auto o termocurado o fotocurado (Özkan 2018; Rahn 2009), de un grosor de 2 a 3 mm (MacEntee 1999; Özkan 2018; Rahn 2009; Zarb 2012). Debe tener un tomador o mango vertical de 1 cm de ancho y 2 cm de alto aproximadamente (MacEntee 1999). Los bordes de la cubeta deben alejarse 2 mm de la línea mucogingival (MacEntee 1999; Özkan 2018; Rahn 2009), en el maxilar superior debe cubrir todo el paladar duro y la zona relativamente inmóvil del paladar blando que se sitúa anterior a la línea vibrátil (Fig. 21) (MacEntee 2014; Rahn 2009). En la mandíbula debe permitir el libre movimiento de la musculatura del piso de boca al solicitar que el paciente eleve la lengua gentilmente hacia el labio superior (MacEntee 1999).

Figura 21. Cubeta individual para obtención de modelo maestro. Los bordes deben quedar a 2 mm de la línea mucogingival. Posteriormente se realizan perforaciones en la cubeta para la impresión a cubeta abierta.

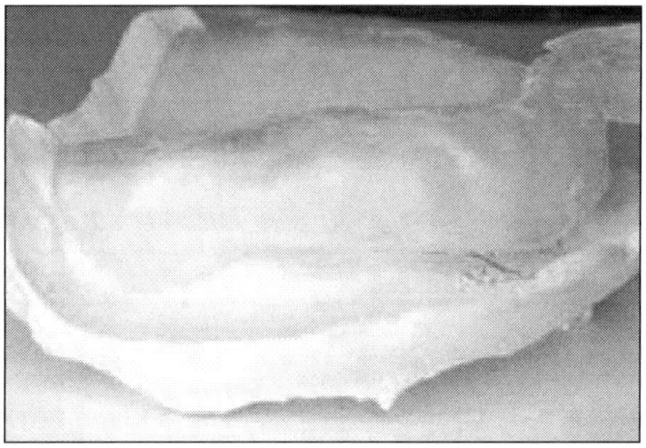

Sellado periférico

El sellado periférico no es necesario para la secuencia de impresión, ya que no es necesario algún nivel de funcionalidad en el proceso de diseño de una prótesis fija implanto asistida, a diferencia de las sobredentaduras.

Rodetes de altura

Los rodetes de altura son necesarios para establecer los contornos faciales, la dimensión vertical, la selección y ordenamiento dentario y las relaciones intermaxilares (Rahn 2009; Zarb 2012).

Deben ser estables intraoralmente y en el modelo, ser estéticos y confortables para el paciente, y no deben tener flancos para analizar potenciales problemas de soporte facial.

Para cumplir los requisitos mencionados, se sugiere una base acrílica de autocurado (Rahn 2009), aunque también se utiliza laca base o incluso cera (Hayakawa 1999; Zarb 2013). Sobre esta base se monta un rodete de cera. Se puede agregar adhesivo para prótesis para estabilizar el rodete en boca. En el caso de las prótesis implanto asistidas, se recomienda que el rodete esté estabilizado a los implantes con pilares temporales de titanio o con los mismos transfer de impresión. La cantidad es la mínima necesaria para que el rodete quede estable en boca (uno o dos), cuidando de que no interfieran en la oclusión.

Registro de la dimensión vertical

Como ya lo mencionamos en la primera parte de este texto, según el glosario de términos prostodónticos (2005): «La dimensión vertical es definida como la distancia entre 2 puntos seleccionados, donde uno es fijo y el otro móvil (generalmente la punta de la nariz y mentón)» (Fig. 22). La pérdida de dimensión vertical como resultado del desdentamiento puede traer consecuencias en la fonación, función masticatoria y estética dental y funcional (Alhajj 2017). A lo largo del tiempo, muchos métodos han sido propuestos para la determinación de la dimensión vertical, muchos de ellos empíricos y carentes de sustento científico. Ninguna de las técnicas utilizadas ha demostrado ser completamente certera por sí sola, por lo tanto, se sugiere hacer una agrupación de ellas para obtener un resultado más preciso (Alhajj 2017; Calamita 2019; Moreno-Hay & Okeson 2015). El aumento de la dimensión vertical resulta ser un procedimiento seguro cuando es menor o igual a 5 mm, con una rápida adaptación del sistema estomatognático (Abduo 2013; Calamita 2019; Moreno-Hay & Okeson 2015).

Figura 22. Dos puntos seleccionados, uno en el maxilar superior y otro en la mandíbula para determinación de dimensión vertical oclusal.

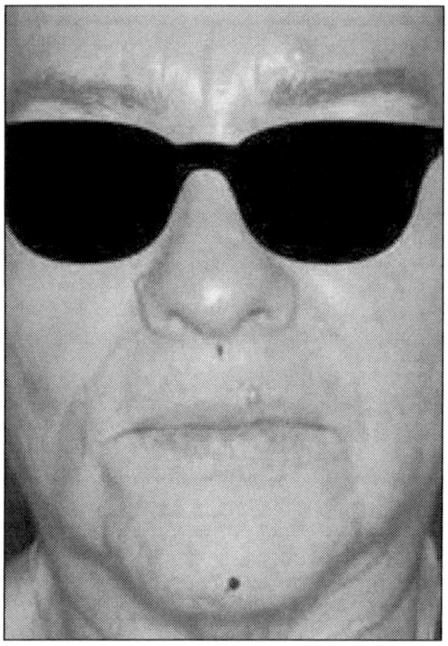

Referencias craneofaciales

Muchos profesionales, incluidos los cirujanos plásticos, cirujanos orales, artistas, ortodoncistas, utilizan mediciones faciales para determinar DVO. Una revisión de la literatura encontró que muchas fuentes diferentes revelan varias correlaciones de características que corresponden al DVO:

1. La distancia horizontal entre las pupilas.
2. La distancia horizontal desde el canto externo de un ojo al canto interno del otro ojo.
3. El doble de la longitud horizontal de un ojo.
4. El doble de la distancia horizontal desde el canto interno de un ojo al canto interno del otro ojo.
5. La distancia horizontal desde el canto externo del ojo al oído.
6. La distancia horizontal desde una comisura a la otra, siguiendo la curvatura de la boca.
7. La distancia vertical desde la esquina exterior del ojo (canto externo) hasta la comisura de la boca.
8. La altura vertical de la ceja al ala de la nariz.

9. La longitud vertical de la nariz en la línea media (desde la espina nasal [subnasión] hasta el punto de la glabela).
10. La distancia vertical desde la línea del cabello hasta la línea de la ceja.
11. La altura vertical de la oreja.
12. La distancia entre la punta del pulgar y la punta del dedo índice cuando la mano está plana, con los dedos uno al lado del otro.

Se ha propuesto que distancias como las que van del canto externo del ojo al tragus o canto externo del ojo a la comisura podrían relacionarse con el tercio inferior de la cara (Alhajj 2017).

Posición de reposo fisiológico y distancia interoclusal

Con la cabeza erguida y el paciente relajado, se debe determinar el espacio de inclusión fisiológico que va de 2 a 4 mm. Se marcan dos puntos, uno en la nariz y otro en el mentón, y las medidas se deben registrar con una regla milimetrada o un *caliper*. Las técnicas sugeridas para la obtención de la posición postural mandibular se tratarán a continuación. Se solicita al paciente que pronuncie la «letra m» o palabras como «Mississippi» o «Emma». El segundo método es pedirle que degluta y se relaje (Fig. 23). El tercer método es indicar al paciente que relaje su mandíbula hasta que obtenga una sensación de comodidad. Las limitaciones de esta técnica radican en que la posición postural mandibular puede variar en el tiempo, incluso dentro del mismo paciente, según miedo, dolor, ansiedad, dispositivos protésicos, postura de la cabeza, entre otros (Alhajj 2017).

Figura 23. Proceso de determinación de dimensión vertical buscando espacio de inoclusión fisiológico mediante deglución y posterior relajación.

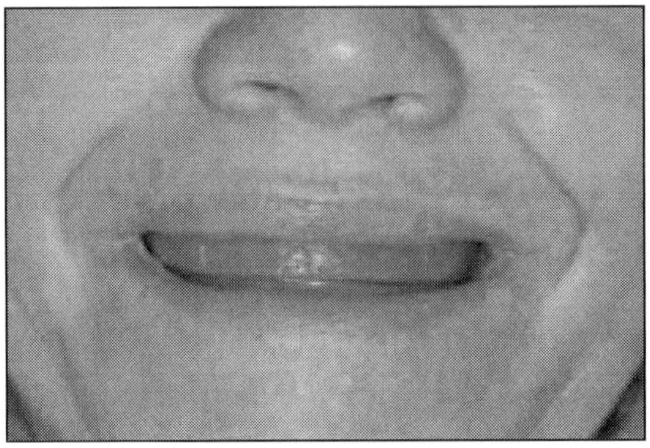

Métodos fonéticos

Los fonemas con «s» permiten evaluar el espacio fisiológico del habla donde los incisivos alcanzan su mayor proximidad sin entrar en contacto; «f/v» localiza los bordes incisales de los dientes superiores con respecto a los bordes superiores del labio inferior y «m» el espacio de inoclusión fisiológico (Pound 1978). «I» ayuda a determinar la cantidad de exposición de las piezas dentarias, activando el labio superior el máximo posible, incluso más allá de la «sonrisa máxima», que usualmente termina con una subrepresentación de la movilidad. Pacientes jóvenes deben mostrar no más allá de un 80% y los pacientes mayores no más allá de un 50% (Fradeani 2008).

Deglución

El ciclo de la deglución comienza en la posición de reposo fisiológico, continúa con el contacto de las piezas dentarias, para finalizar nuevamente con la posición postural de reposo. Se deben incorporar conos de cera reblandecidos al rodete de altura. Se solicita al paciente deglutir, reduciendo la altura de los conos de cera, lo que determinará la dimensión vertical oclusal. Este método puede verse afectado por la duración de la deglución y la suavidad de los conos de cera (Alhajj 2017).

Aspecto estético

Una adecuada dimensión vertical conlleva un tercio inferior armónico. Con un ligero contacto entre los labios se evalúa al paciente. Si la musculatura perioral, músculo orbicular, borla y cuadrado del mentón presentan un aspecto tenso y al relajar la musculatura se aprecian los labios separados en presencia de contacto oclusal, es indicador de una dimensión vertical aumentada; un rostro caído ocurriría con una dimensión vertical disminuida. Se debe tener precaución en pacientes muy añosos que puedan tener pérdida de tonicidad facial y también aquellos que posean incompetencia labial, respiración bucal o clase esqueletal que favorezca esa condición (Alhajj 2017).

Contorno labial y bucal

La proyección labial cae en una evaluación extremadamente subjetiva desde el punto de vista estético. Existen dos tipos de pacientes: uno que es guiado por el clínico para adquirir condiciones estéticas ideales y los segundos que optan por un perfil labial regido por sus condiciones preextracción (Bidra 2011). Por lo tanto, a nivel anterior el uso de registros preextracción pueden resultar bastante útiles para determinar el soporte labial. En el caso de no tener registros es recomendado el uso de rodetes, encerados diagnóstico, *mock up* como complemento al diagnóstico. A nivel posterior no se debe incurrir en el error de llenar completamente el corredor bucal, sino que se debe dejar el espacio natural creado que existe entre las caras vestibulares y la cara interna de la mejilla (Rahn 2009). Por otro lado, una inadecuada extensión de las piezas dentarias posteriores puede revelar un espacio negro muy pronunciado que puede alterar la estética (Bidra 2011).

La prótesis FP-1 en implantología intenta reproducir un contorno de la corona normal. Sin embargo, con una posición alta de los labios durante la sonrisa, este objetivo también debe incluir la franja de tejido blando alrededor de la corona. Como consecuencia, los requisitos estéticos son mucho más exigentes y a menudo requieren pasos quirúrgicos adicionales para realzar los tejidos blandos y duros antes que la restauración. La selección de una prótesis fija FP-2 y FP-3 a menudo se basa únicamente en la evaluación de la línea labial. Una prótesis FP-2 es más fácil de fabricar, porque requiere menos ciclos de horneado de porcelana. Aproximadamente del 15 al 20% de los adultos tienen una línea labial baja y no muestran la papila interdental cuando sonríen (más hombres que mujeres). En estos pacientes, el tejido blando no requiere un enfoque principal y, a menudo, puede verse solucionado con una restauración FP-2. Sin embargo, una posición media a alta de los labios durante la sonrisa contraindica este tipo de restauración por mala estética cervical. La porcelana rosa para reemplazar el tejido blando en la restauración (FP-3) puede resultar estético, pero rara vez es el tratamiento de elección para el reemplazo de un solo diente (Misch 2007).

Considerando que las prótesis fijas sobre implantes no pueden ser retiradas por el mismo paciente, debemos asegurar la capacidad del mismo de permitir su correcta higiene y mantención de salud a largo plazo. Esta característica debe ser común a todo tipo de prótesis implantosoportadas, independiente de su indicación, si es provisoria o definitiva, material de confección o costo. Por este motivo, las prótesis dento-gingivales deben contener todas las características que permitan un aseo mecánico de las superficies protésicas y tejidos blandos de los maxilares. Es por esta razón que no deben tener flanco ni superficies protésicamente cóncavas de difícil acceso e higiene por parte del paciente.

Figura 24. Prueba de dientes con y sin flanco vestibular. Debe evaluarse soporte labial y contornos de perfil.

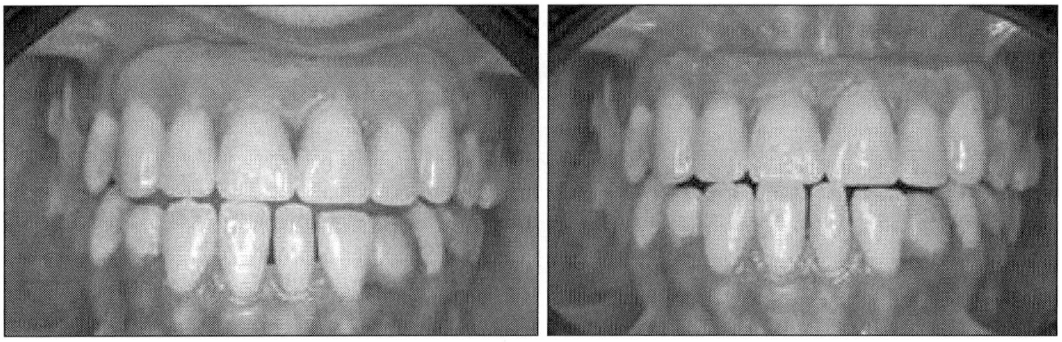

FIGURA 25. PROCESO FINAL CON ACCESO A HIGIENIZACIÓN MEDIANTE CEPILLO INTERPROX Y SEDA «SUPERFLOSS».

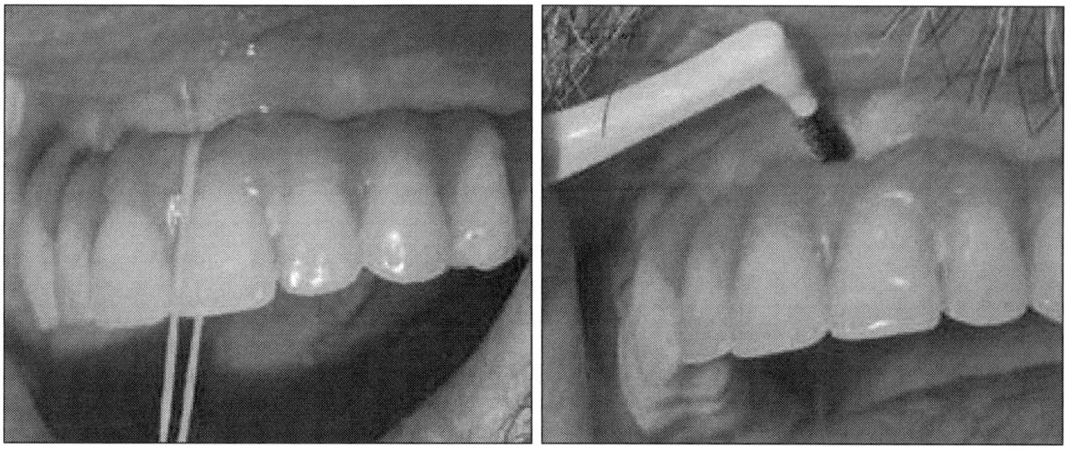

Por lo que es fundamental que nuestros rodetes no tengan flancos vestibulares, tal como será la prótesis final. De esta forma, no alteramos el soporte labial y simulamos la prótesis definitiva, así como tampoco alteramos la altura del labio superior, cuya posición podría verse modificada debido a un soporte labial diferente al de la prótesis final, alterando así muchos parámetros estéticos, como línea blanca, línea labial, perfil del paciente, entre otros (Ziztman 1999) (Fig. 24 y 25).

Línea media y referencias zona anterosuperior

Una vez determinados los otros parámetros, se debe marcar en el rodete la línea media utilizando los puntos anatómicos de referencia (punta de la nariz, tubérculo labial, filtrum labial). Además, se debe registrar el ancho de las seis piezas anteriores en sentido mesiodistal y el borde del labio superior durante la sonrisa, dejando una exposición de los dientes determinada clínicamente y empleando los parámetros estéticos de una prótesis total (Özkan 2018). La sonrisa máxima también se debe tomar en cuenta y delimitarla en el rodete para evitar una exposición gingival excesiva en las futuras prótesis (Rahn 2009) (Fig. 26). Se sugieren dos métodos para la determinación del ancho mesiodistal de las seis piezas antero-superiores. La primera es haciendo una marca a nivel de las comisuras con los labios en reposo ligeramente entreabiertos (Fig. 17B), la segunda es midiendo la distancia interalar en su zona más ancha y agregando 5 a 7 mm (Wood 2012; Rahn 2009).

Figura 26. Marcas realizadas en rodete de altura de línea media y marca de ancho mesiodistal de los seis dientes anterosuperiores, siguiendo las comisuras como referencia. Fotografía final con rodete en sonrisa máxima.

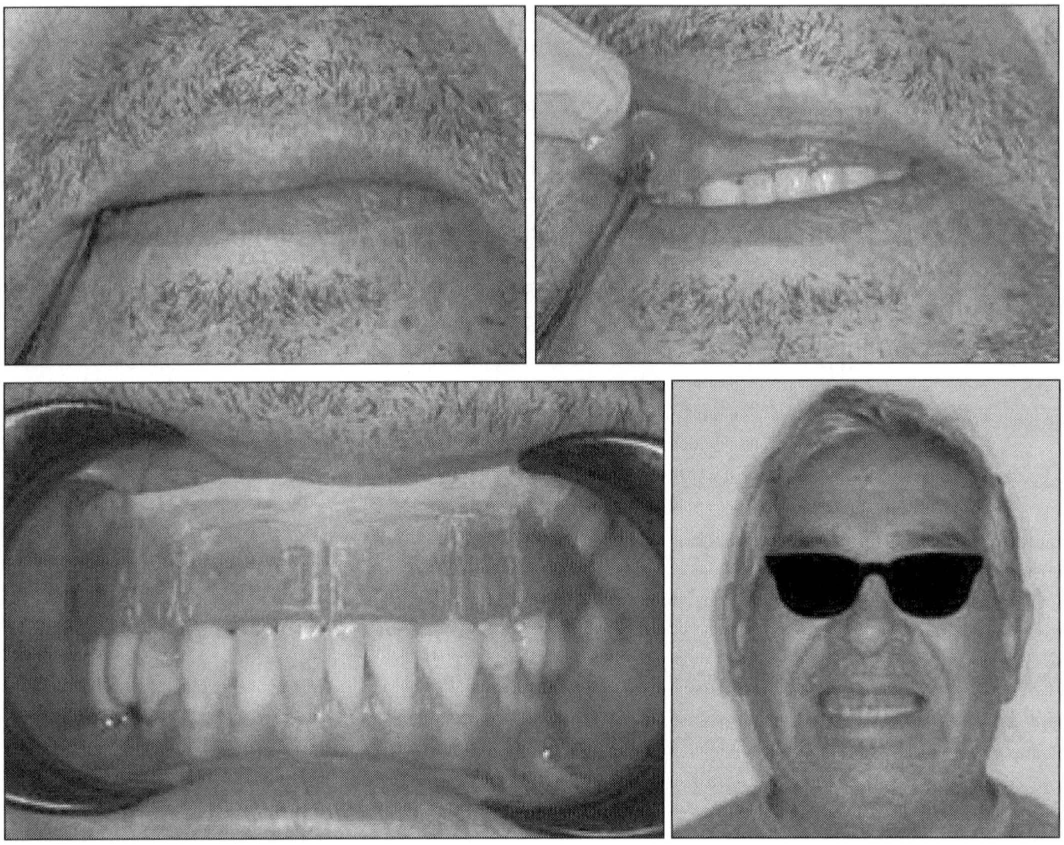

Determinación plano oclusal superior

El plano oclusal se sitúa desde la punta del ángulo mesio incisal del incisivo central a la punta de la cúspide mesiovestibular del primer molar (Devlin 2002). Este paso establecerá dónde irán ubicados los dientes artificiales (Hayakawa 1999). Es ampliamente aceptado que el plano oclusal debe ser paralelo a la línea bipupilar visto de frente y al plano de Camper visto lateralmente (Hayakawa 1999; Özkan 2018). Para verificar esta coincidencia, se sugiere la utilización de la platina de Fox (Rahn 2009) (Fig. 27A y 27B).

Figura 27A. Vista de frente de la línea bipupilar; debe ser coincidente con plano oclusal. Figura 27B. En una vista lateral, el plano oclusal debe ser coincidente con el plano de Camper. En ambas figuras se utiliza la platina de Fox para la comprobación.

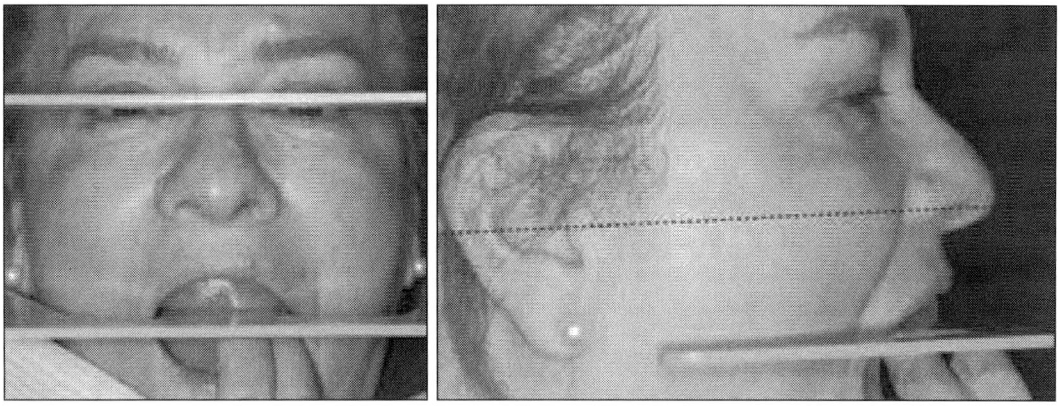

Determinación plano oclusal inferior

En la práctica clínica habitual podemos tomar ciertas referencias para la determinación del plano oclusal inferior. Este debe terminar a nivel de la parte media de la papila piriforme (MacEntee 1999; Rahn 2009) o 1 a 2 mm. Bajo el límite superior de esta (Zarb 2012), debe ser paralelo a la cresta del reborde óseo y ubicarse al nivel del labio inferior o ligeramente sobre este (Misch 2007).

Registro de las relaciones maxilomandibulares

Los modelos se pueden montar en posición muscular de contacto, relación céntrica u oclusión habitual. El uso del arco facial para montar el modelo superior ha sido considerado un dogma en prostodoncia (Carlsson 2009) y su empleo no ha sido asociado a mejor calidad de fabricación de las prótesis confeccionadas con él en comparación con métodos más simples (Hickey JC 1969). En esta secuencia de montaje sugerimos su utilización para el montaje del modelo superior como herramienta que ayuda a determinar la horizontal verdadera. Se sugiere usar godiva para la fijación del rodete superior al tenedor del articulador. Para el montaje del modelo inferior, el paciente debe estar en posición de reposo clínico y desde este punto pedir que ocluya reiteradamente hasta asegurar una trayectoria única que logre máxima intercuspidación. Se debe fijar el rodete superior al inferior, para lo cual se sugiere nuevamente el uso de godiva. Una vez fijados ambos rodetes, se procede al montaje en articulador del rodete inferior (Rahn 2009).

Selección y ordenamiento dentario

Una vez establecidos todos los parámetros descritos anteriormente (línea media, ancho de los seis anterosuperiores, sonrisa máxima, dimensión vertical, exposición durante sonrisa, plano oclusal) en los rodetes de altura, se puede proceder a la selección y ordenamiento dentario (MacEntee 1999). Para la selección dentaria se deben tener en cuenta los requerimientos y opinión del paciente (Devlin 2002; MacEntee 1999; Rahn 2009; Zarb 2013). Otra herramienta muy útil son los registros preextracción, es decir, piezas dentarias remanentes, prótesis actuales, fotografías con piezas dentarias naturales, siempre tomando en cuenta y corrigiendo las condiciones que no sean adecuadas o que no sean del agrado del paciente (MacEntee 2014; Rahn 2009; Zarb 2012). Los pacientes tenderán a solicitar con frecuencia unos dientes artificiales lo más claros posible, donde el tratante deberá orientarlo a una alternativa más realista (Wood 2012; MacEntee 2014; Rahn 2009; Zarb 2012). Dentro de los muestrarios de color existen diversas opciones que por lo general varían de colores, entre amarillentos, naranjos y grisáceos (MacEntee 2014) (Fig. 28). Se debe tomar en cuenta la tonalidad de piel del paciente y la edad, ya que con el paso del tiempo los dientes se tornan más oscuros (Zarb 2012). Para la forma, además de los registros pre-extracción, otra percepción que puede orientar al clínico puede ser la forma de la cara del paciente, que puede ser cuadrada, triangular u ovoidea (Wood 2012; MacEntee 2014). Respecto al género, unos dientes pequeños, ovoideos o triangulares tienden a ser más femeninos, mientras que unos dientes grandes y cuadrados, más masculinos (Rahn 2009).

Williams, en 1914 describe su «teoría de la armonía», en donde divide las formas de las piezas dentarias en triangulares, ovoideas y cuadrangulares, asociándose a su vez de acuerdo con los biotipos de los pacientes. La teoría más usada en selección dentaria es, precisamente, la de Williams; sin embargo, Brodbelt establece que la forma del diente y la forma facial no se corresponden y las preferencias de los pacientes no corresponden a las del criterio de Williams (Brodbelt 1984). Por otro lado, se encontró que en más de dos mil pacientes, la combinación más frecuente era cara ovoidea y dientes cuadrados, por lo que tampoco tendría efecto la teoría de la armonía de Williams (Ibrahimagic 2001). En otro estudio de comprobación de teorías, Wright establece que en el 60-70% de los pacientes no coincide la forma de la cara y la del incisivo central superior, un 30% presentan forma similar y solo un 13% una forma idéntica.

Mavroskoufis mostró que existe apenas un 1,45% de similitud «idéntica» del incisivo central superior cara real (sin frente) y 5,3% cara aparente (con frente), una similitud considerada como «similar», de un 15,75% cara real y de un 25,6% con la cara aparente, y finalmente una similitud considerada «completamente diferente en un 82,8% con cara real y un 68,7% con cara aparente (Mavroskoufis 1980), lo que terminaría por probar la falta de correlación científica de la teoría de Williams.

Tanto es así que el Dr. Bell opinaría que: «(...) la selección de los dientes artificiales es la disciplina menos científica de la Odontología». (Bell, R.A. (1978). The geometric theory of selection of artificial teeth: Is it valid? *J Am Dent Assoc*, 97, 637-40).

Figura 28. Catálogo de dientes acrílicos Marché y digital del programa ExoCad, para selección de tamaño, forma y color de los dientes protésicos.

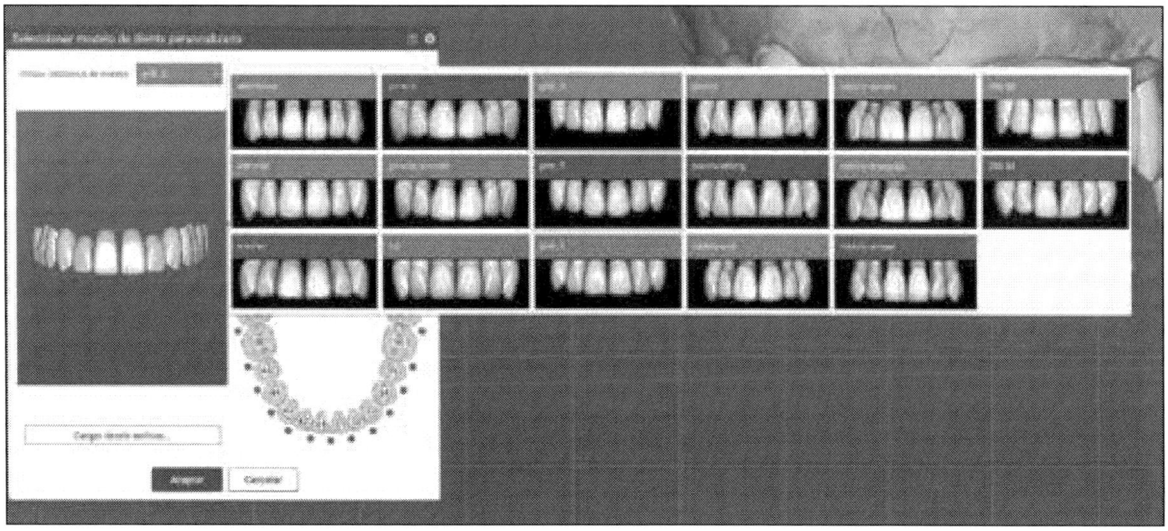

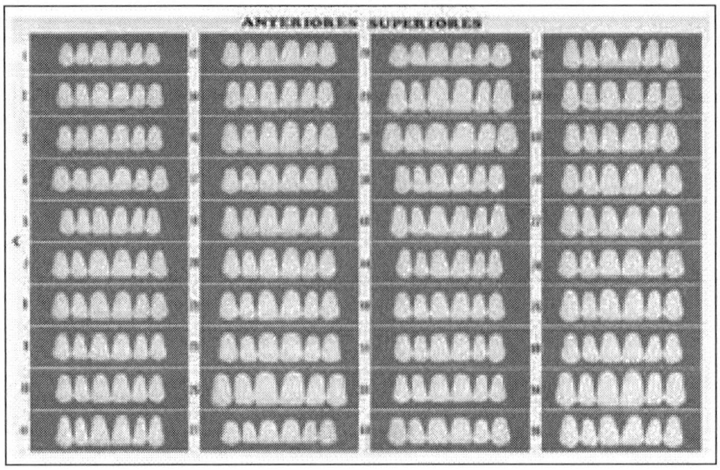

Articulación dentaria

Incisivo central superior

Su adecuada posición es crítica, ya que es el diente más visible, determina la línea media y le entrega un soporte labial estético al paciente (Zarb 2012), participa en la fonética de algunos fonemas y determina la función de la guía anterior mediante el contacto con los antagonistas en céntrica, así como en lateralidades. Debe ser coincidente con la línea media y ser aproximadamente paralelo al filtrum labial siguiendo la línea media facial y labial (Wood 2012; MacEntee 2014; Rahn 2009) (Fig. 29). La superficie vestibular debe situarse de 8 a 10 mm del borde posterior de la papila interincisiva (Hayakawa 1999; MacEntee 2014) por dentro del contorno establecido anteriormente en el rodete de altura (Rahn 2009). El plano incisivo debe ser paralelo al borde del labio inferior en una sonrisa máxima (Wood 2012) y la línea bipupilar (Devlin 2002), mostrando solo unos pocos milímetros de borde incisal que sobrepasen el labio superior al estar este en reposo (MacEntee 2014), y 1 mm por sobre el plano oclusal (Devlin 2002; Hayakawa 1999).

FIGURA 29. MONTAJE INCISIVO CENTRAL SUPERIOR SIGUIENDO LA LÍNEA MEDIA.

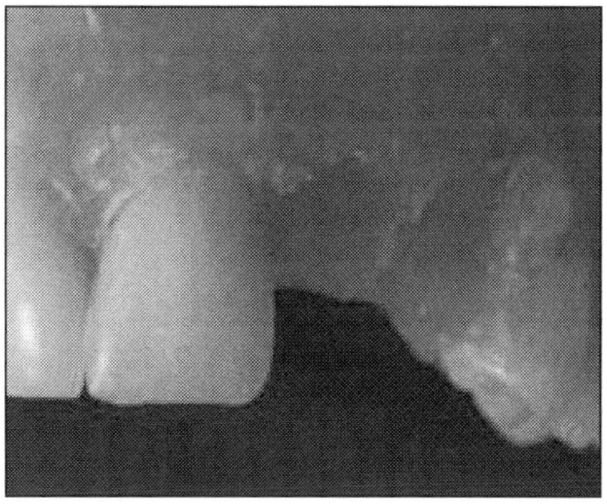

Incisivo lateral superior

El incisivo lateral superior debe ubicarse ligeramente hacia palatino, a la altura del plano oclusal (Hayakawa 1999) o 1 mm sobre este (Devlin 2002) (Fig. 30). Su eje debe dirigirse ligeramente hacia distal (Hayakawa 1999; Rahn 2009). El incisivo lateral es una pieza que permite una importante caracterización al modificar su ordenamiento (MacEntee 2014); sin embargo, esto debe ser discutido con el paciente de acuerdo con sus requerimientos estéticos (Rahn 2009; Zarb 2012).

FIGURA 30. MONTAJE DE INCISIVO LATERAL SUPERIOR A LA ALTURA DEL PLANO OCLUSAL, CON UNA LIGERA ROTACIÓN HACIA PALATINO.

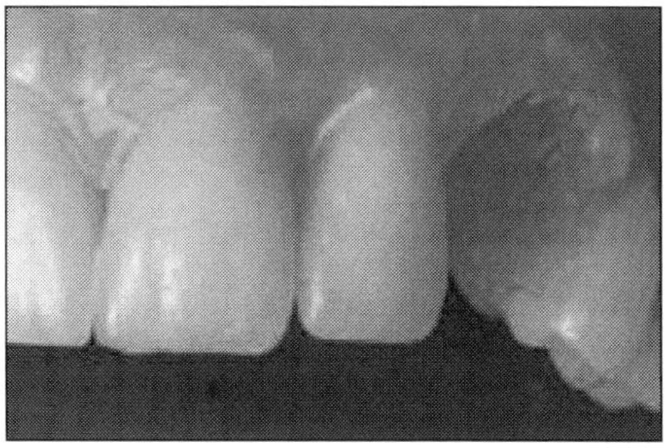

Canino superior

La porción cervical del canino debe ser ubicada de manera más vestibular para dar un aspecto prominente (Hayakawa 1999; Rahn 2009; Zarb 2012). Debido a que aportará de manera importante al soporte labial (MacEntee 2014), su eje debe estar inclinado ligeramente hacia distal y tiene que encontrarse a la misma altura que el borde incisal de los centrales (Rahn 2009; Zarb 2012), sobresaliendo 1 mm del plano oclusal (Hayakawa 1999) (Fig. 31), al igual que el incisivo central debe exhibirse ligeramente cuando los labios están en reposo, ubicándose a nivel de las comisuras (MacEntee 2014).

Figura 31. Eje ligeramente inclinado hacia distal, articulación canina superior 1 mm sobre el plano oclusal a la altura del central superior.

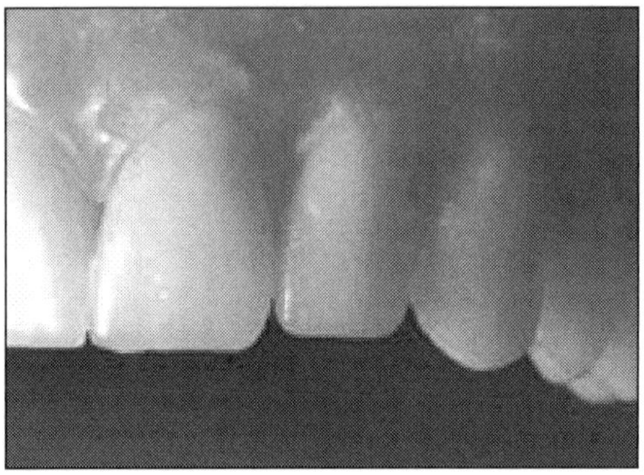

Dientes anteroinferiores

Los incisivos centrales inferiores se sitúan sobre el reborde, perpendiculares al plano oclusal a la altura de este, casi verticales (Devlin 2002; Hayakawa 1999), mientras que el incisivo lateral y el canino están ligeramente inclinados hacia mesial (Devlin 2002) con el cuello hacia distal. Un overjet y un overbite de 1,5 a 2 mm es lo indicado (Fig. 32) (Hayakawa 1999; Rahn 2009).

Figura 32. Piezas anteroinferiores a la misma altura del plano oclusal, situados a la altura de este. Piezas prácticamente verticales. El overjet y overbite deben ser de aproximadamente 1,5 a 2 mm.

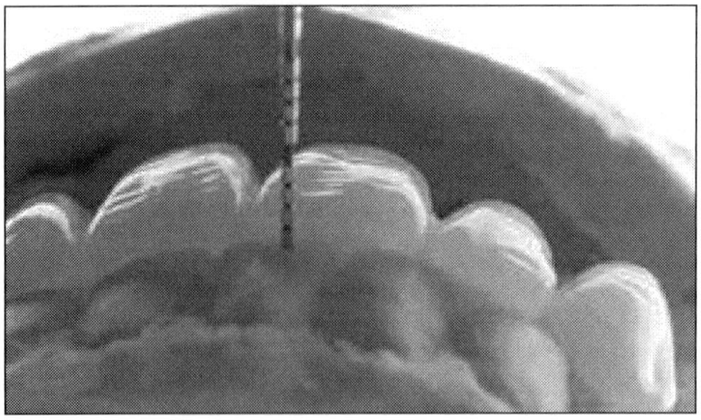

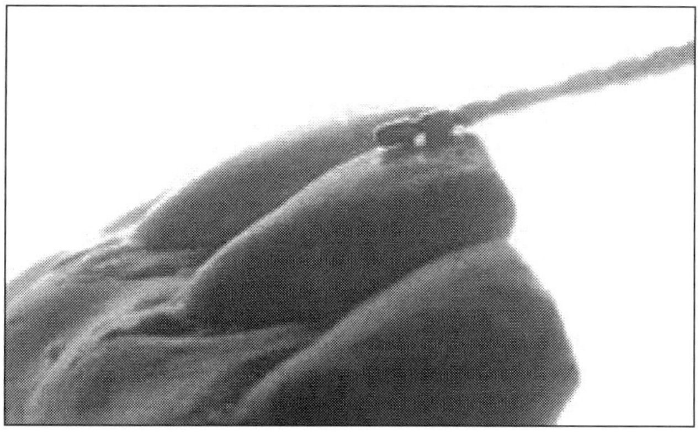

Piezas posteriores

Consideraciones generales

Se deben seleccionar las piezas dentarias pequeñas y con inclinaciones cuspídeas bajas (Hayakawa 1999). En caso de no existir suficiente espacio mesio distal para la instalación de todas las piezas posteriores, se debe optar por eliminar el primer premolar o el segundo molar (Rahn 2009; Zarb 2012).

Piezas posteroinferiores

El límite mesio distal inicia desde la parte más distal del canino hasta donde empieza la inclinación de la región retromolar (Rahn 2009). Las fosas centrales de los dientes posteroinferiores deben coincidir con la zona media de la cresta alveolar residual. La punta del canino y el punto medio de la zona retromolar coinciden con el plano oclusal natural, por lo tanto, pueden usarse como referencia para ubicar las caras oclusales de las piezas posteriores (Devlin 2002; Hayakawa 1999; MacEntee 2014; Rahn 2009) (Fig. 40 y 41).

Figura 40. Fosas centrales coincidentes con el centro del reborde.

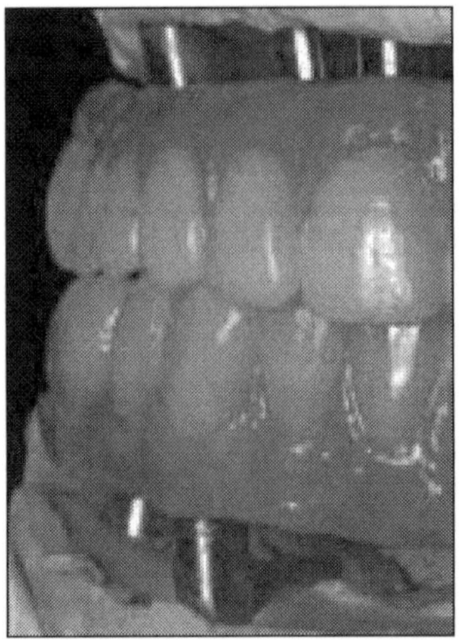

Figura 41. Caras oclusales siguiendo plano oclusal inferior.

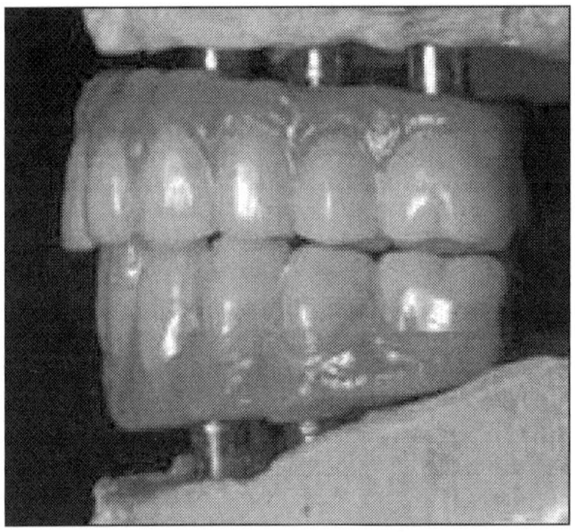

Piezas posterosuperiores

Las piezas posterosuperiores deben posicionarse con un máximo contacto con las piezas posteroinferiores ya articuladas, guardando un overbite de 1 mm para evitar que el paciente muerda su mejilla (MacEntee 2014; Rahn 2009). Las cúspides de ambos premolares superiores deben caer en el plano oclusal. La cúspide mesiopalatina del primer molar entra en contacto con el plano oclusal, mientras que la cúspide mesio vestibular se aleja 0,5 mm y la distovestibular 1 mm; su cara vestibular sigue el contorno de los premolares. El segundo molar se debe ubicar 1 mm sobre el plano oclusal y ligeramente hacia vestibular para seguir las curvas de compensación (Devlin 2002).

Estudio y planificación quirúrgico-protésico

Planificación quirúrgica

Una vez que se han estudiado todos los antecedentes anteriormente nombrados y se ha planificado la propuesta protésica, la utilización de una guía radiográfica está ampliamente recomendada. Esta se confecciona a partir de las prótesis del paciente si son apropiadas, o en caso contrario, con la elaboración de unas nuevas prótesis, o bien, con el encerado diagnóstico considerando en una primera fase las maniobras resectivas, es decir, eliminar piezas con indicación de exodoncia, reconstruir piezas bajo el plano oclusal, desgastar piezas sobre el plano oclusal o tallar caras proximales para favorecer planos guías e inserción de restauraciones sobre dientes o implantes. Para luego encerar los dientes faltantes de forma aditiva.

Uno de los métodos recomendados cuando el paciente es desdentado parcial es realizar un encerado diagnóstico, el cual es duplicado. Acerca del duplicado del encerado diagnóstico se instalan láminas de plomo sobre los dientes en estudio, la cual debe respetar el contorno y márgenes cervicales. Luego se realiza un estampado con láminas de acetato, en el cual quedan insertas las láminas de plomo; posteriormente se envía al paciente a que se realice un *Cone Beam Computer Tomography* (CBCT) con el estampado puesto en boca, obteniendo una imagen del contorno real de la pieza dentaria y su relación con el reborde dentario (De Kok et al. 2014) (Fig. 42).

Otro método que puede ser usado para desdentados parciales o totales es llevar a cabo un duplicado con acrílico transparente de la prótesis o encerado diagnóstico. Este será perforado a nivel de los cíngulos de las piezas dentarias anteriores y fosas centrales de las piezas posteriores. Dichos orificios se rellenan con material radiopaco para la toma del CBCT (Fig. 44) (Zitzmann 1999). El duplicado servirá entonces como guía radiográfica y/o quirúrgica (Fig. 45) (Sadowsky 2015; Zitzmann 1999), así como también como cubeta multifuncional para procedimientos de carga inmediata (Kaneko 2013). Es muy importante enseñar al paciente la posición correcta de la guía radiográfica al momento de la toma del CBCT.

Figura 42. Enfilado protésico definitivo para duplicar con láminas de plomo en la guía radiográfica.

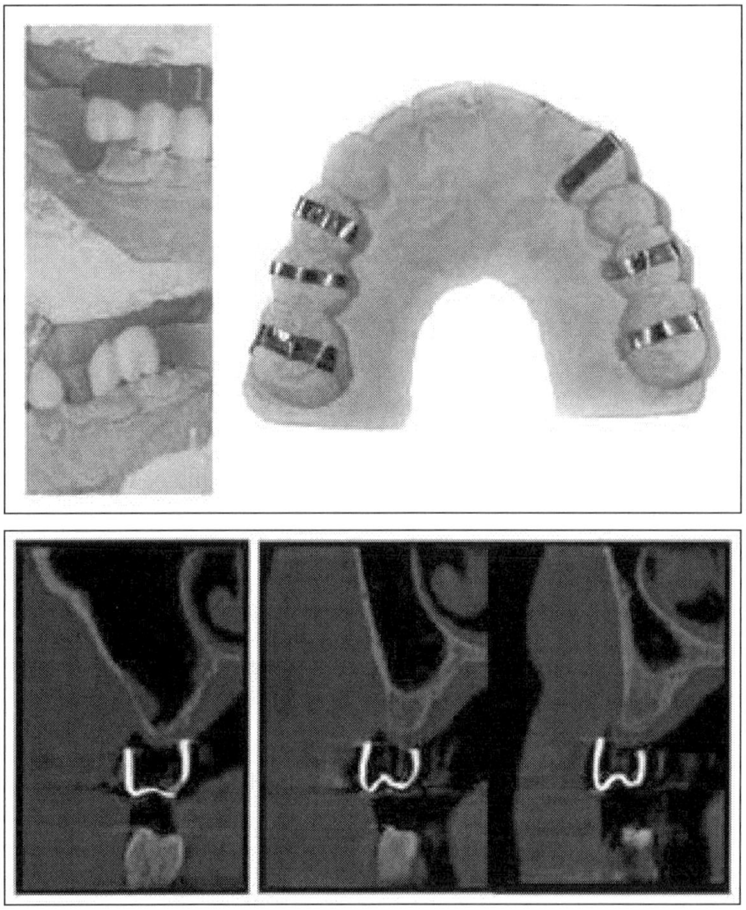

Figura 43. Guía radiográfica obtenida a partir de duplicado en acrílico transparente del encerado definitivo. Se observan perforaciones con relleno de material radio opaco, en este caso acrílico.

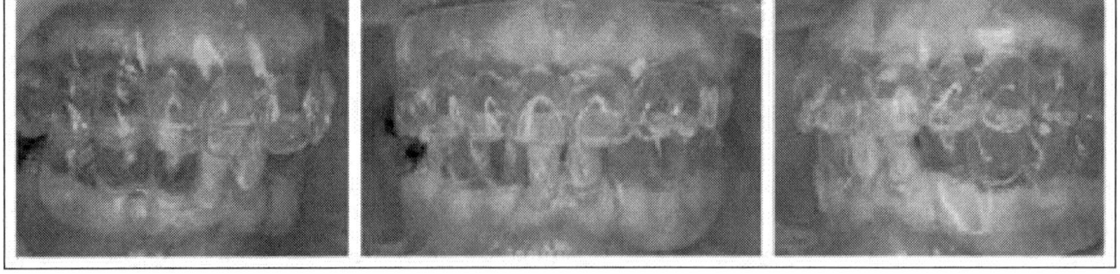

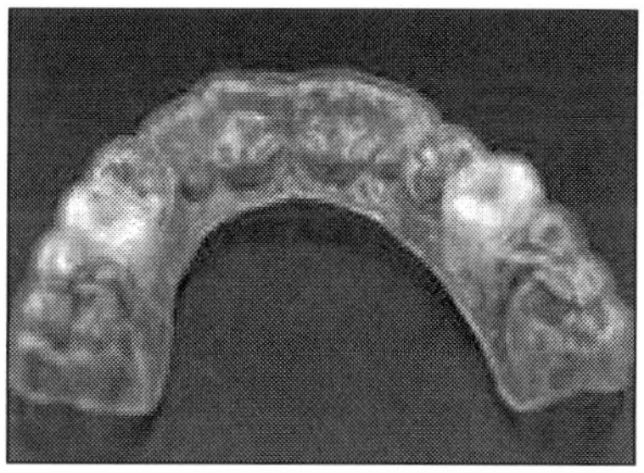

Figura 44. Toma de escáner con guía radiográfica. Nótese material radio opaco señalando posibles sitios de instalación implantaria.

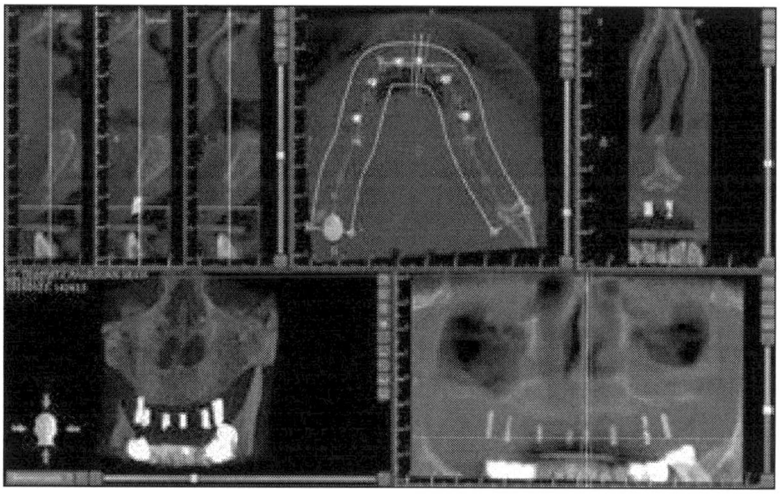

Funciones guía multifuncional: guía radiográfica, guía quirúrgica, impresión funcional, registro intermaxilar

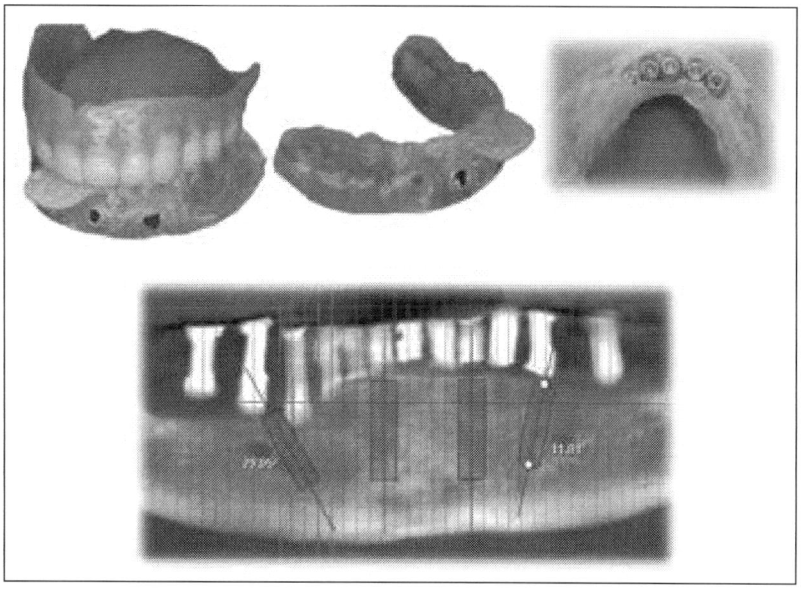

Figura 45. Obtención de guía quirúrgica de contorno a partir de propuesta protésica definida. Guías quirúrgicas no estrictas, método analógico. Guía quirúrgica previamente utilizada como guía radiográfica adaptada para cirugía. Guía quirúrgica de contorno obtenida a partir de duplicado de encerado definitivo.

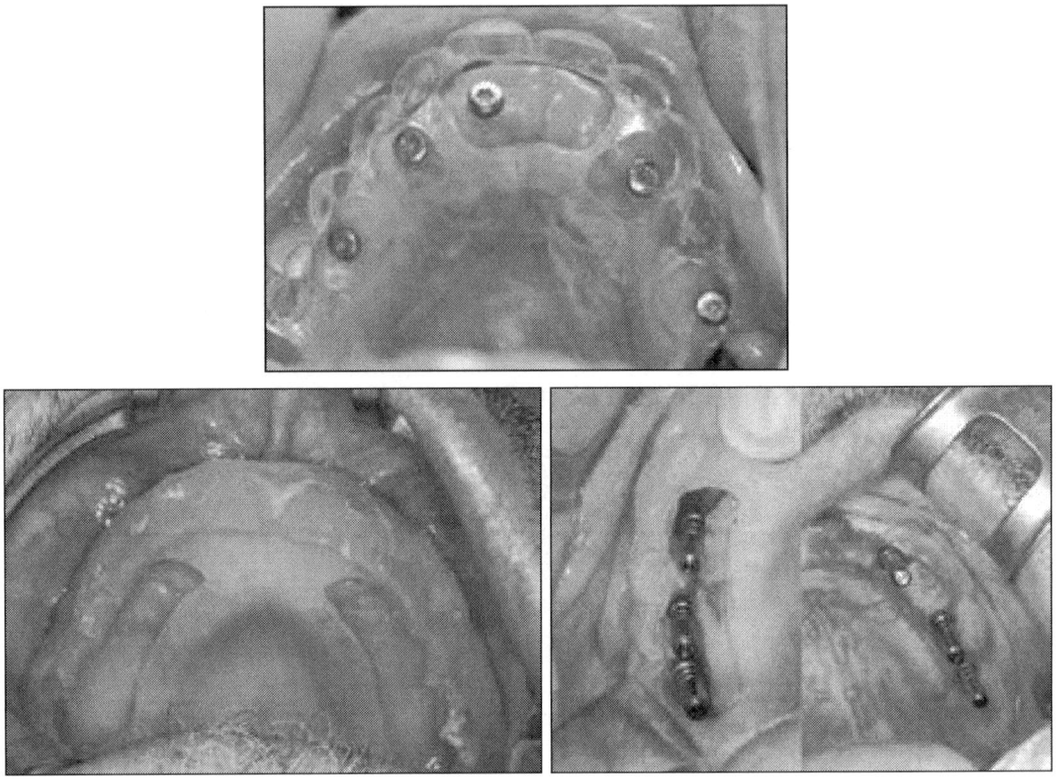

Número y distribución de implantes

El número y distribución de implantes es solo un componente de la planificación global, pues se deben tener en cuenta factores como la dentición antagonista, material restaurador, el espacio protésico disponible, el largo del cantilever, si la prótesis es de una pieza o segmentada, la cantidad y calidad ósea, limitaciones anatómicas, espacio pertinente para higienización y preferencias del paciente (Daudt Polido 2018; Morton 2018).

La tasa de supervivencia implantaria y protésica es similar en prótesis fijas completas en ambos maxilares cuando se utilizan más de cinco implantes o menos de cinco implantes por arco. En el maxilar superior el número implantario muestra similares tasas de supervivencia con esquemas de más de cinco implantes; implantes 95%, prótesis 98,5%, período de seguimiento promedio ocho años. Por otra parte, el grupo de menos de cinco implantes muestra las siguientes tasas de supervivencia: implantes 97%, prótesis 98%, en un período de seguimiento promedio de 5,5 años. Existe mayor evidencia en la literatura de estudios con seis implantes, en la categoría de más de cinco implantes y cuatro implantes para el grupo de menos de cinco implantes. Para la mandíbula, el período de seguimiento promedio es de 5,5 años, con una predilección para la utilización de cinco implantes en el grupo de más de cinco implantes y cuatro implantes en el grupo de menos de cinco implantes, con tasas de éxito implantaria y protésica de 95-98% y 97-99%, respectivamente, para cada grupo (Daudt Polido 2018; Morton 2018). Clínicamente se sugiere la utilización de no menos de cuatro implantes por arco (Morton 2018). Si bien es cierto existe evidencia de una alta tasa de éxito con tres implantes mandibulares, los estudios reportan dichos resultados durante el primer año, careciendo la literatura de estudios clínicos controlados y mayor período de seguimiento (Daudt Polido 2018; Lima 2018), existiendo aún menos evidencia para el maxilar superior (Daudt Polido 2018).

La utilización de implantes intencionalmente angulados busca sortear estructuras anatómicas, disminuir el número de intervenciones quirúrgicas, por consiguiente, la morbilidad y los costos, además de acortar el cantilever de las restauraciones protésicas (Chrcanovic 2015; Durkan 2019; Gaonkar 2021; Morton 2018). No existen diferencias en resultados primarios (tasa de supervivencia implantaria y protésica) (Gaonkar 2021; Hämmerle 2018; Morton 2018), ni en los resultados secundarios (pérdida ósea marginal, complicaciones tejidos blandos y duros, complicaciones protésicas, resultados centrados en el paciente) (Chrcanovic 2015; Gaonkar 2021; Hämmerle 2018; Morton 2018). Sin embargo, la utilización de implantes angulados requiere una adecuada habilidad quirúrgica para obtener una estabilidad primaria y una posición tridimensional apropiada y también se necesita experiencia protésica, ya que su rehabilitación resulta más demandante que en el caso de implantes instalados de forma paralela (Daudt Polido 2018). Siempre que sea posible se deben instalar los implantes de forma paralela (Morton 2018).

Protocolos de tiempos de carga

En implantología existen distintos protocolos de carga (Gallardo 2019) que se han ido desarrollando para disminuir el número de intervenciones y acortar los plazos de tratamiento (Del Fabbro 2019). Se han sugerido tres protocolos de carga: carga inmediata, donde los implantes son conectados a una prótesis en oclusión con la arcada antagonista dentro de una semana de la instalación. Carga temprana, protocolo en que los implantes son conectados a una prótesis posterior a una semana, hasta dos meses de la instalación de los implantes, y la carga convencional cuando se permite un período de cicatrización de más de dos meses sin conexión a la prótesis (Del Fabbro 2019; Gallardo 2019; G. Gallucci 2014; Morton 2018).

Antes de hablar de tiempos de carga, es importante destacar la diferencia entre estos y los tiempos de implantación: mientras los primeros hacen alusión al tiempo en el que se instala el elemento rehabilitador o provisional sobre los implantes, los segundos se refieren al tiempo en el que se instala el implante con respecto al momento en el que se realiza la exodoncia del diente.

Todos los alvéolos son diferentes, por lo que, dependiendo de estos, la estrategia para abordar cada caso debe ser distinta.

Dependiendo de las características que tengan las condiciones de tejido blando y duro, las opciones de tiempos de implantación son las siguientes.

Se clasifican en instalación inmediata cuando el implante es instalado en el alveolo el mismo día de la extracción dentaria, instalación temprana con cicatrización completa del tejido blando (6-8 semanas) o con cicatrización parcial del tejido óseo (12-16 semanas) posterior a la exodoncia y la instalación tardía con un período de cicatrización total del tejido óseo con un período mayor a seis meses después de la extracción (Buser 2017; Morton 2018).

Los protocolos de carga inmediata, independiente del tiempo de instalación de los implantes, tienden a ser tratamientos con una elevada tasa de supervivencia (96-98%) en la mayoría de los casos. Se deben tener en consideración los niveles de dificultad de cada situación y la experiencia y habilidades del clínico (Morton 2018).

El tiempo de carga de los implantes actualmente resulta ser un tema controversial entre los profesionales, ya que en esta decisión intervienen múltiples factores, tales como una evaluación completa del paciente (análisis físico, psicológico y social), variables respecto al implante seleccionado, la experiencia del operador, variables en cuanto a los factores protésicos manejados a nivel del laboratorio y la clínica, y variables dependiendo del tipo de prótesis a realizar (materiales, extensión, tipo de antagonista, etc.). Todos estos factores, en su conjunto, aportan en la toma de decisiones y el éxito final del tratamiento.

La instalación inmediata de implantes debe reunir características clínicas ideales (alveolo intacto, adecuado grosor de la tabla vestibular mayor a 1 mm, grosor de la mucosa queratinizada, suficiente recurso óseo). Todos los protocolos de carga están bien documentados en esta situación y presentan una alta tasa de supervivencia (98% para carga inmediata y temprana y 96% para carga convencional) (Morton 2018).

En la mayoría de los casos se debe evaluar una instalación temprana de implantes, cuando no se cumplen las condiciones ideales y/o se requieren procedimientos de injerto. Sin embargo, los protocolos de carga inmediata y temprana son procedimientos que no se encuentran bien documentados en la literatura en esta modalidad de instalación, a diferencia de la carga convencional, que posee una tasa de supervivencia de 96% (Morton 2018).

La instalación tardía es la menos deseable, por el prolongado tiempo de espera y la eventual pérdida de tejido óseo disponible (Buser 2017; Morton 2018); en esta modalidad, todos los protocolos de carga se encuentran bien documentados y muestran una alta tasa de supervivencia del 98% (Morton 2018).

Si bien está descrito que se puede realizar una carga de implantes durante la primera semana de implantación, es de suma importancia considerar que entre la segunda y quinta semana se cruzan los períodos de estabilidad de oseointegración primaria y secundaria, por lo que cargar los implantes en esta etapa puede implicar un riesgo mayor que en otro momento (Simunek 2012).

Ejecución protésica

- Alternativas protésicas (materialidad, aditamentos, sistemas de unión)

Existe una gran variedad de diseños protésicos y biomateriales descritos para prótesis dento-gingivales de arco completo soportadas sobre implantes (comúnmente conocidas como prótesis híbrida). Este tipo de rehabilitación puede ser diferenciada en cuatro parámetros principales.

Manera de anclaje:
- Atornillada
- Cementadas
- Combinaciones

Diseño de la estructura según biomecánica:
- Una pieza (monolítica)
- Segmentada
- Combinación

Según material de confección:
- Metal acrílica
- Metal resina
- Metal cerámica
- Polímeros reforzados (PEEK) cerámica
- Zirconio monolítico
- Zirconio cerámica:

- *Full layering*

-*Cut back vestibular*

Encía protésica:
- Acrílico
- Resina compuesta
- Cerámica estratificada
- Maquillada (tinciones)

Todos los tipos de alternativas protésicas presentan ventajas y desventajas tanto en aspectos estéticos, de resistencia, simplicidad, método de fabricación, complicaciones y costos (Tischler 2018). Hoy, el diseño y manufactura digital ha sido exitosamente incorporado en la fabricación de estas estructuras de arco completo fijas sobre implantes. El desempeño clínico es similar al corto plazo (1-10 años). Según la literatura (Kapos 2014), existe una gran variabilidad de *softwares* y *hardwares* usados en la fabricación de las prótesis, lo que hace complejo la estandarización en la evaluación, pero es un método prometedor en términos de costos, tiempos y calidad en la construcción de diferentes estructuras, además de la comunicación virtual que se debe dar entre el técnico y el clínico, quien debe entregar las indicaciones del diseño.

Cabe señalar la importancia de la facilidad de almacenaje de los diseños CAD, generalmente en una base o nube de datos, herramienta clave en la comunicación eficiente para la posterior manufactura de la prótesis.

Pasadas dos a tres semanas de la etapa de conexión (Fig. 46), se toma una impresión con hidrocoloide irreversible (alginato) que refleje el número y distribución implantaria para la confección de una cubeta individualizada.

Selección de pilar para atornillar (nombre genérico: MultiUnit)

Para la selección del Pilar MultiUnit (MU), debemos posicionar en boca la guía radiográfica o el duplicado acrílico del encerado del paciente, la misma prótesis perforada de este o cualquier dispositivo que nos dé una idea del contorno vestibular y oclusal planificado para elegir la angulación del MU, observando la dirección de los pilares de cicatrización con esta guía. Por lo general, las presentaciones más comunes en el comercio son de 17°-20° y de 30°, lo cual permite correcciones de angulación para paralelizar el eje de inserción protésico, aumentar la pasividad y evitar accesos vestibulares de tornillos que comprometerían la estética o nos harían preferir una rehabilitación de tipo cementada, en vez de nuestra previa elección atornillada. Después, se debe retirar el pilar de cicatrización y medir con una sonda periodontal o regla desde la plataforma del implante hasta el margen gingival. La elección de la altura del pilar o cuff dependerá de esta medida, como también de las condiciones e indicaciones particulares de cada paciente en cuanto a la decisión de dejarlo sub, yuxta o supragingival. Se debe tener especial atención en la elección del cuff en pilares MU angulados, ya que la altura del collarete del lado que corrige la angulación del pilar suele ser más alta, pudiendo comprometer a veces la estética o asentamiento de este.

Junto con estos pilares se deben solicitar cicatrizales de MU o tapas de protección, que protegen el pilar y la entrada del tornillo protésico, a la vez que evitan el colapso de los tejidos para luego poder trabajar sobre estos de la mejor manera.

Rehabilitación prótesis dento-gingival de arco completo metal acrílica de forma analógica

Se utiliza la cubeta abierta individualizada con perforaciones que permiten el paso de los aditamentos. Una vez ejecutado el proceso de impresión, los transfer de impresión se desatornillan para su retiro de boca, finalmente se atornillan los análogos a estos y se envía al laboratorio. La evidencia muestra una mejor exactitud de esta técnica a cubeta abierta para la impresión de desdentados totales (Kim 2015; Moreira 2015; Papaspyridakos 2014). A la vez, se sugiere la ferulización de los aditamentos evitando el movimiento y rotación de los transfer durante la impresión, mejorando así la exactitud de la misma (Kim 2015; Lee et al. 2008; Moreira 2015; Papaspyridakos 2014) (Fig. 47). La ferulización por lo general consiste en la unión de los transfer de impresión mediante resina acrílica sobre hilo dental. Es recomendable segmentar una vez polimerizada y volver a unir los segmentos separados para compensar la contracción de polimerización del biomaterial (Baig 2018; Kim 2015; Moreira 2015; Papaspyridakos 2014) (Fig. 47). Con respecto a los materiales de impresión, el poliéter y la silicona parecieran ser los más adecuados para este tipo de procedimiento (Baig 2018; Lee 2008; Papaspyridakos 2014) (Fig. 51).

Se solicitan al laboratorio:

-Modelo maestro (Fig. 52)

-Llave de comprobación (paso clínico no mandatorio) (Fig. 53)

Figura 46. Conexión con pilares de cicatrización seis implantes superiores.

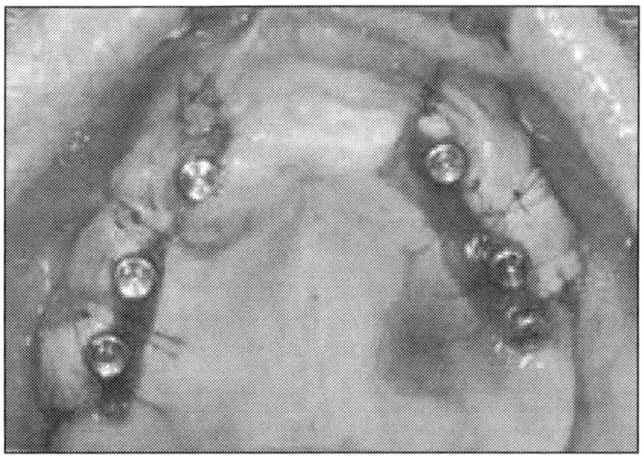

Figura 47. Ferulización aditamentos con resina de baja contracción.

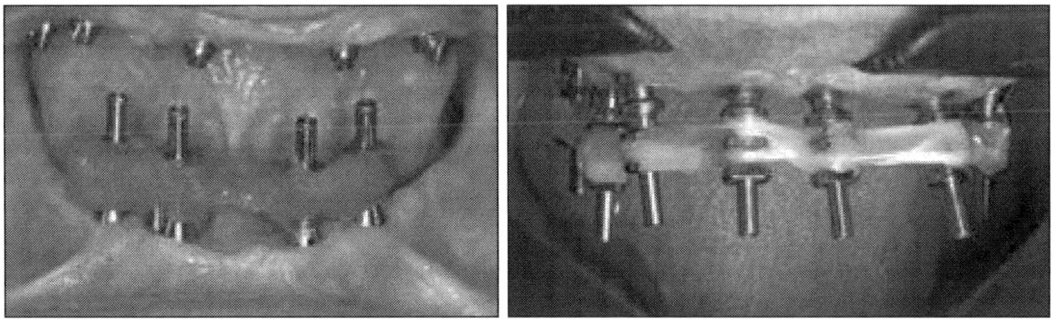

Figura 48. Chequeo del correcto diseño de la cubeta perforada para la impresión a cubeta abierta.

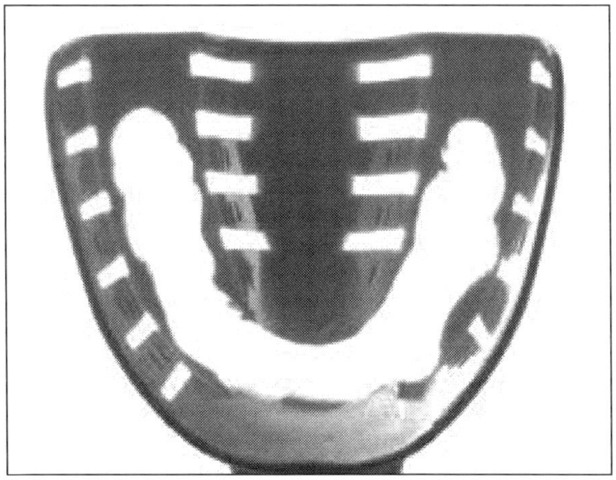

Figura 49. Chequeo del correcto posicionamiento en boca de la cubeta con los transfer ferulizados.

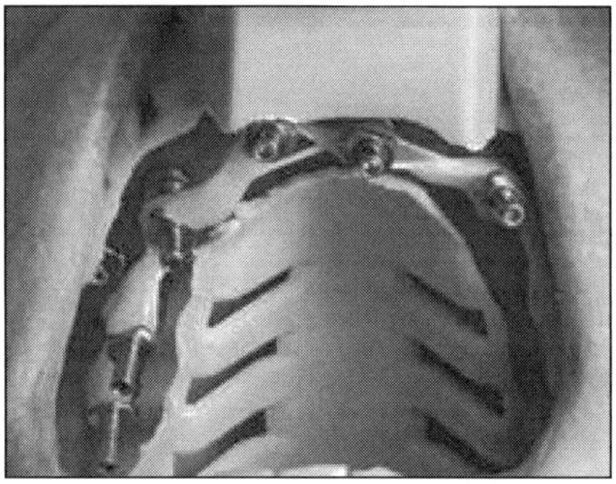

Figura 50. Aplicación de adhesivo de silicona a la cubeta para evitar desgarros de la silicona y desprendimiento de esta.

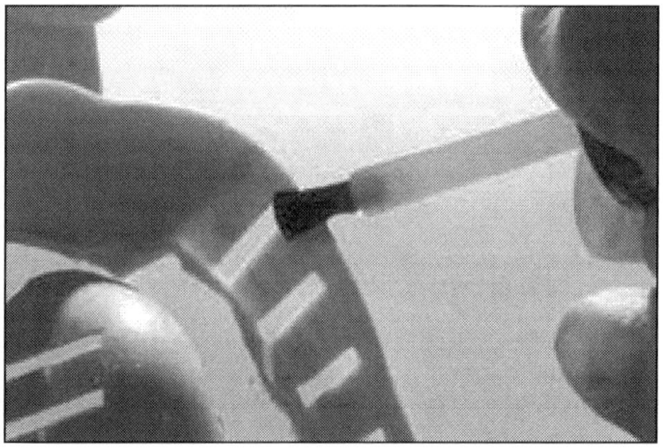

Figura 51. Impresión con silicona pesada y liviana de adición de las zonas anatómica de interés que rodean los pilares.

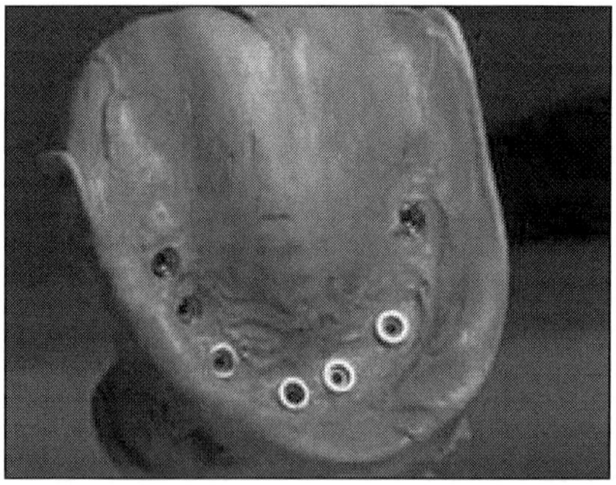

Figura 52. Modelo maestro, encía en silicona de adición.

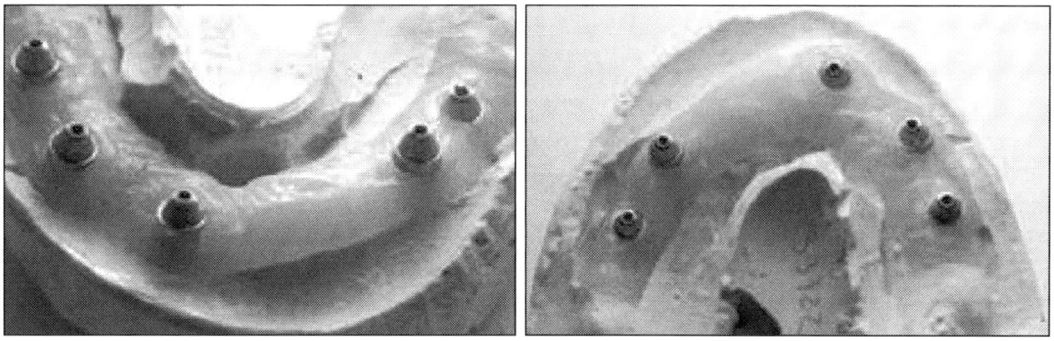

Llave de comprobación (Fig. 51)

Se solicita al laboratorio una ferulización de los transfers con yeso ortopédico para poder utilizarla como prueba de ajuste pasivo en la boca del paciente (Fig. 53), que nos ayuda a comprobar que el traspaso de la posición de la plataforma del implante o aditamento del modelo está correcto. El diseño no debe apoyar el yeso en la encía de la zona edéntula para que no interfiera en la prueba y se debe poner precaución también con la mucosa transgingival, que podría complicar el asentamiento. El procedimiento consiste en atornillar esta férula a los pilares y que no se produzca ninguna fractura en el yeso, lo que indicaría pasividad debido a una correcta ubicación de los implantes en el modelo, de lo contrario, si se fractura, es recomendable tomar una nueva impresión y buscar realizar un modelo maestro fidedigno a lo presente en boca. Tomar radiografías de ajuste de ser necesario (Fig. 54).

Figura 53. Llave de comprobación en yeso, se verifica al atornillar todos los pilares que no haya fisuras en la estructura. Se comprueba la fidelidad de la impresión.

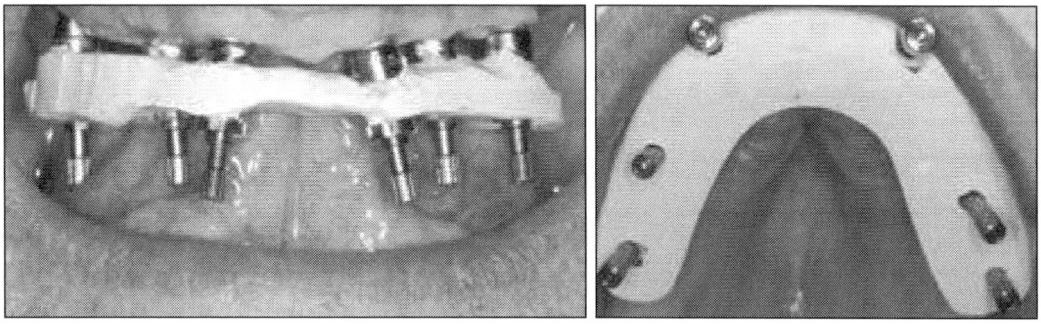

Figura 54. Verificación radiográfica del ajuste de la llave de comprobación.

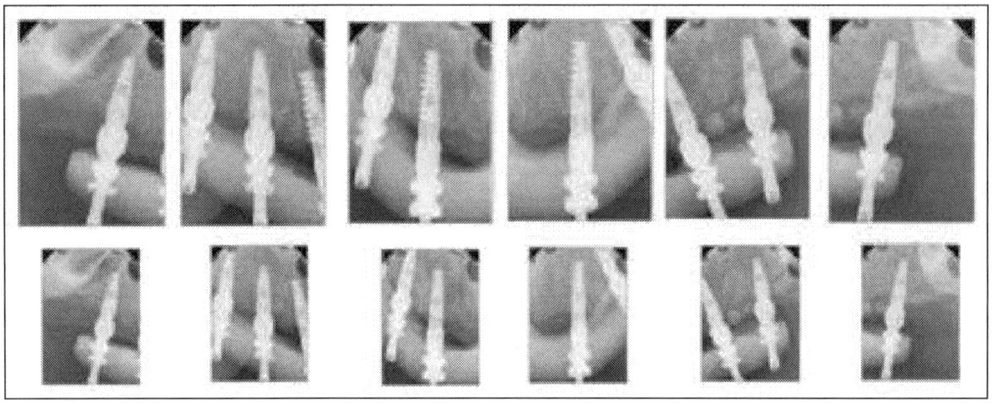

Una vez obtenido el modelo maestro en yeso, se procede a la confección de rodetes de altura y enfilado dentario para determinar los parámetros anteriormente detallados en el manual. Se solicita al laboratorio una llave de silicona con el registro del contorno vestibular de la articulación dentaria.

En la confección de las placas de relación se sugiere utilizar algún medio de estabilización, empleando alguno de los implantes instalados en la boca del paciente para este propósito. Esto facilita el proceso de evaluación clínica, permitiendo que el paciente no use sus músculos de tope o flanco para mantener la prótesis en posición y pueda relajar completamente la musculatura para determinar largo de los dientes, posición del borde incisal, soporte labial y realizar registros lo más naturalmente posible. El registro interoclusal también se ve facilitado mediante esta maniobra, puesto que permite una mayor estabilidad y precisión de dicho registro. Para lograr atornillar esta placa de relación, podemos utilizar al menos un elemento atornillado que permita fijar y asegurar la posición del rodete, como un cilindro provisorio, definitivo o cofia de impresión de cubeta abierta, procurando que el tornillo no afecte la oclusión ni el registro interoclusal. Solicitaremos la cantidad mínima necesaria de aditamentos para que la placa se estabilice.

Es importante mencionar que en la construcción del rodete, este no debe presentar flanco vestibular (Fig. 55), ya que, de hacerlo, alteraría la información del análisis de la dimensión vertical, soporte labial, ángulo nasolabial, posición del borde incisal de los incisivos superiores, análisis del plano oclusal y muchos otros elementos diagnósticos que se podrían ver evidenciados en el momento de instalar la prótesis definitiva. Esta no debiese tener flancos vestibulares, para permitir una adecuada higienización y mantención de los tejidos subyacentes.

Figura 55. Placa de altura atornillada y sin flancos, para montaje del modelo superior con arco facial.

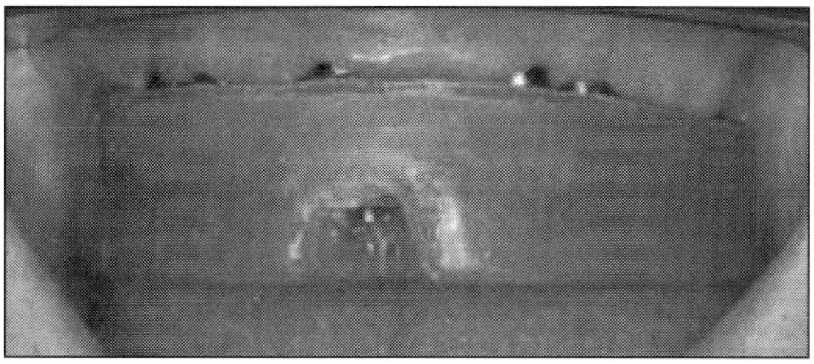

Una vez plasmados los criterios estéticos y la DVO elegida en los rodetes, como se analizó anteriormente, se articula el rodete superior mediante el uso de arco facial y el inferior se fija intraoralmente en la relación oclusal establecida con el superior para su montaje en articulador. Si la mordida es con un antagonista dentado, se registra con cera o silicona la oclusión y/o con placa de altura antagonista, dependiendo si la oclusión de los modelos es estable o inestable. Realizamos la selección dentaria según los parámetros estéticos en forma, tamaño y color. Se envían los rodetes con marcas e indicaciones como la línea media, línea canina, línea labial e indicaciones de overjet y overbite en cera (Fig. 56), indicando el molde dentario seleccionado al laboratorio, junto con fotos clínicas del paciente con los rodetes en boca, y se solicita prueba estética o enfilado dentario.

Figura 56. Placas de relación atornilladas con parámetros estéticos marcados y listos para traspasar la información al articular.

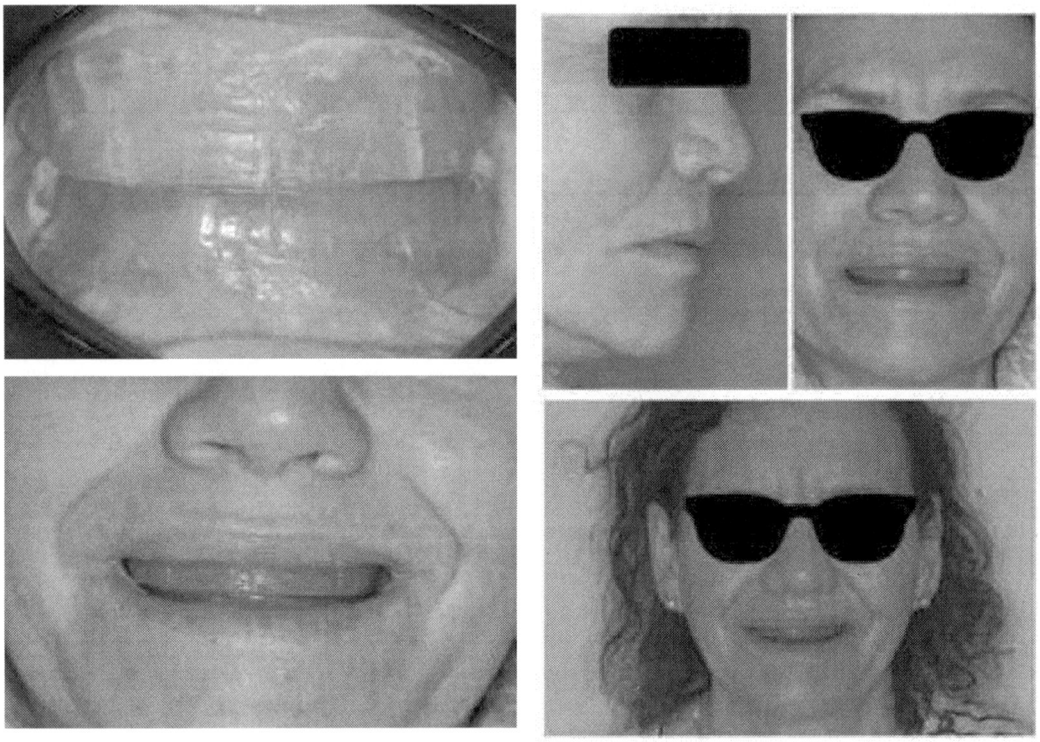

La prueba estética es manufacturada en cera con dientes de acrílicos que seleccionamos siguiendo las consideraciones explicadas previamente en el manual (Fig. 57 y 58).

Figura 57. Prueba estética en resina de diseño digital e impresión 3D. Es importante destacar que el método de confección no altera los pasos en su diseño y confección.

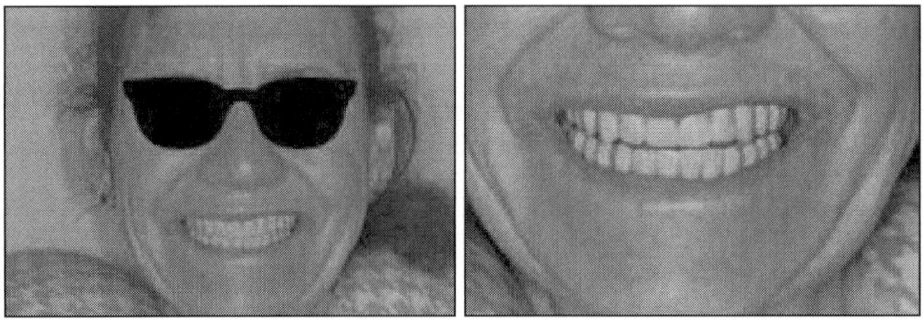

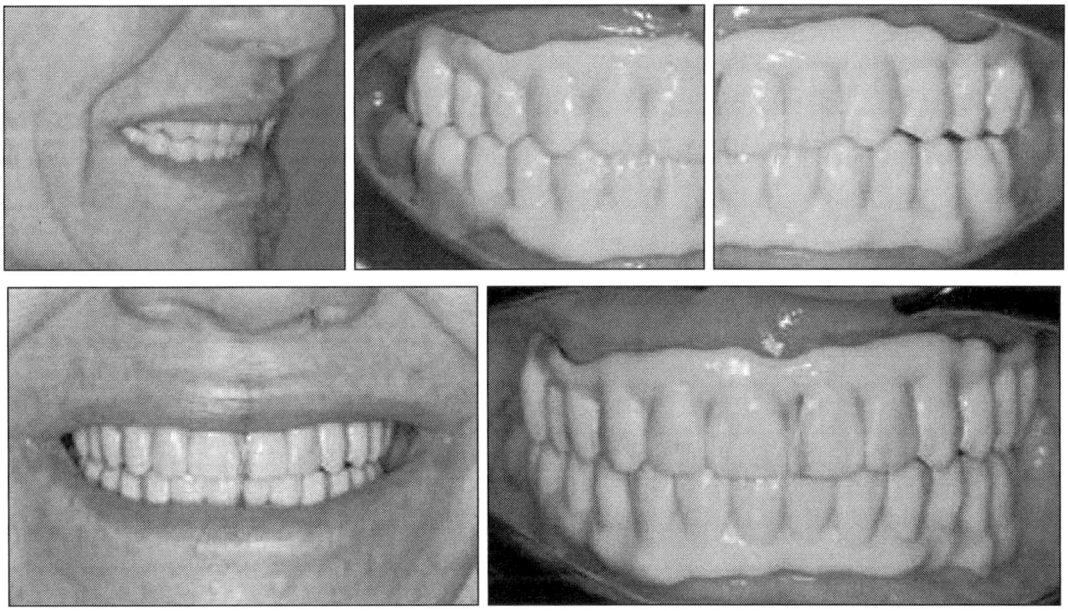

Figura 58. Prueba estética atornillada en cera y dientes acrílicos elegidos.

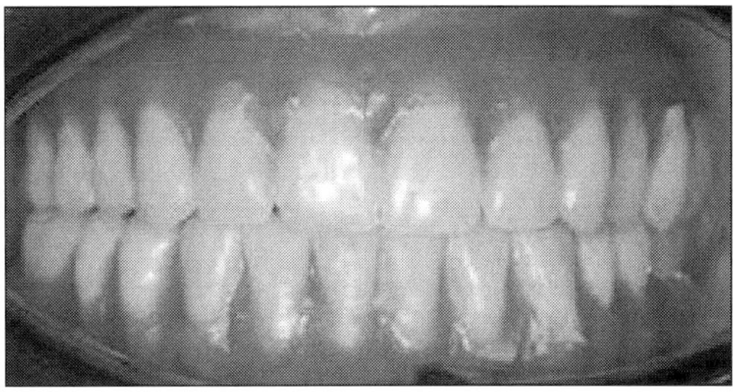

Figura 59. Llave de contorno.

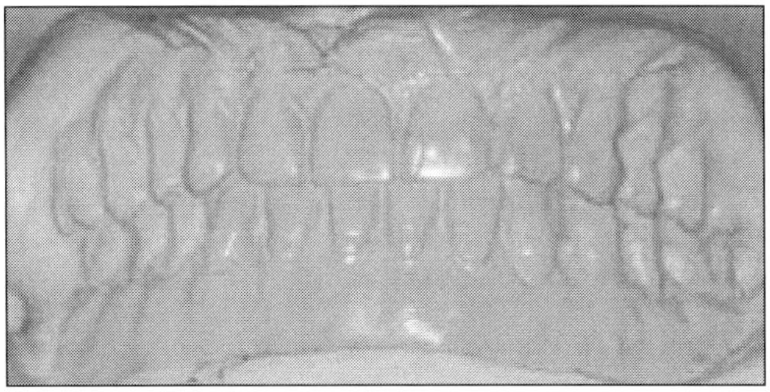

La prueba en cera se instala en el paciente y se comprueba que tanto parámetros estéticos como oclusales estén correctos. Se toma una llave de silicona del contorno del enfilado dentario (Fig. 59).

Se solicita al laboratorio la estructura que va a depender del material y técnica de elaboración seleccionada.

Las estructuras metálicas tradicionalmente son confeccionadas a partir de metales nobles (oro) y aleaciones no nobles (Cr-Co) (Fig. 60) con un buen resultado clínico a lo largo del tiempo; sin embargo, múltiples materiales como titanio, zirconio y derivados de resinas han sido propuestos con buenos resultados (Delucchi 2021).

De ser estructura metal acrílica, el metal puede ser fabricado por métodos colados sobre pilares calcinables idealmente con conexión cromo-cobalto, método usualmente utilizado, aunque esta opción, más aún cuando el pilar utilizado es calcinable completo, no es la más recomendada, puesto que es la que peor ajuste presenta entre la estructura resultante del proceso de colado y la conexión en titanio del implante (Kano 2007). Este mismo artículo, que lo contraindica, concluye que de ser colada la estructura y no maquinada, el ajuste es aceptable al ser realizadas con la aleación níquel-cromo. Se deben preferir materiales biocompatibles como aleaciones nobles o aleaciones de titanio y de zirconia, así como conexiones maquinadas en los pilares que permitan un mejor ajuste de sus componentes y una mayor estabilidad de las estructuras sometidas a cargas cíclicas y constantes cambios dimensionales térmicos, en un entorno lleno de bacterias y humedad. El desarrollo de la tecnología CAD/CAM conlleva una masificación de este tipo de técnicas y materiales, permitiendo el uso más extendido de soluciones con mejor desempeño biológico y biomecánico.

La estructura metálica resultante debe exhibir pasividad, que se debe comprobar mediante control radiográfico, comodidad del paciente y chequeando el ajuste de la estructura al atornillar los tornillos distales. En el caso de pesquisar falta de pasividad, se debe seccionar la estructura metálica y reenviar al laboratorio a soldar (Drago & Howell 2012).

Figura 60. Prueba subestructura metálica, ajuste, pasividad y espacio para la higiene.

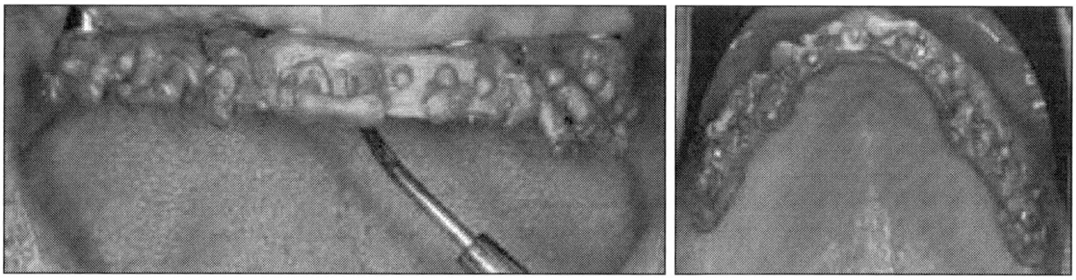

Prueba ajuste estructura metálica

Una vez instalada la prueba de la estructura metálica, debe exhibir un ajuste pasivo y simultáneo a todos los pilares; cualquier tensión debe ser corregida en esta etapa (Fig. 60). Para este fin, se debe detectar cualquier zona de desajuste.

Dentro de la gran variedad de exámenes de ajuste, podemos señalar:

- Examen directo de la discrepancia marginal: la detección táctil con una sonda de caries solo permitirá detectar desajustes mayores. La detección visual sugiere la utilización de magnificación; debemos tener en cuenta la dificultad visual para ajustes subgingivales. Este método es altamente sensible para el operador que lo realiza, tanto en experiencia como criterios.
- Presión manual alternativa: consiste en ejercer presión suave solo a un punto de la estructura, buscando que no se produzca balanceo de la estructura por algún punto de fulcrum. Esta presión se aplica alternadamente de un lado y otro.
- Pruebas de atornillado:
  - Prueba de un tornillo: la prótesis se atornilla en un extremo distal, para luego comprobar el ajuste marginal en el resto de los pilares. Luego se repite cambiando de posición el tornillo a otro extremo y finalmente a la zona anterior, siempre utilizando solo un tornillo.
  - Resistencia al atornillado: si el apriete final del tornillo se alcanza de modo brusco, utilizando más fuerza de manera progresiva hasta lograr el ajuste final, es indicativo de desajuste. El tornillo

debiese llegar a su asentamiento final sin fuerzas mayores a las indicadas por el fabricante y de manera suave.

Si se exhibe alguno de estos problemas, se puede cortar la estructura entre el último tornillo que ajusta y el que no. Después se vuelve a fijar en boca y en la zona cortada se une mediante acrílico de baja contracción. Esta acción debe repetirse hasta que se sienta que la estructura posea un ajuste simultáneo y pasivo y que los tornillos puedan ser atornillados sin fuerza ni tensiones.

Figura 61. Radiografía de ángulo bajo para comprobar ajuste de estructura metálica a pilares MU.

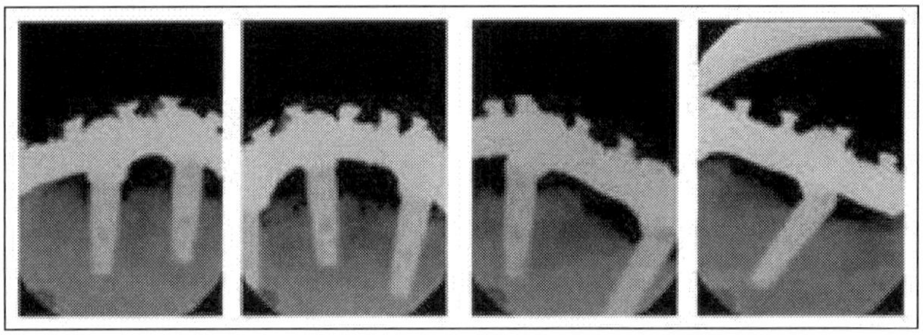

- Prueba radiográfica: se busca la presencia de algún *gap* entre implante/pilar y superestructura que fuera indicativo de desajuste. Se recomienda que la proyección radiográfica sea perpendicular al eje largo del implante, por lo que es importante tener en cuenta la complejidad que pudiese presentar dependiendo de la posición de los implantes (Fig. 61).

En caso de que durante la prueba de la estructura metálica nos percatemos de que los tornillos no asientan completamente hasta su posición final de forma pasiva, es decir, que clínicamente no ofrecen resistencia hasta su total asentamiento, debemos buscar el origen de esta distorsión y segmentar la estructura para eliminar esta tensión. Una vez segmentada, se debe volver a unir mediante algún material que al polimerizar permita unir los segmentos en una nueva posición (Fig. 62), y de esta forma permitirá realizar la soldadura láser en este nueva posición de pasividad clínica. La soldadura láser permite unir el segmento mediante el mismo material de confección de la barra, sin alterar sus propiedades mecánicas, lo que sucede mediante una soldadura de una aleación diferente de menor temperatura de fusión y distintas propiedades mecánicas de la barra en esta interfase, estableciendo un punto débil de probable fractura de dicha estructura (Fig. 62).

Figura 62. Corte zona de tensión y ferulización de la estructura con acrílico para posterior soldadura láser en el laboratorio.

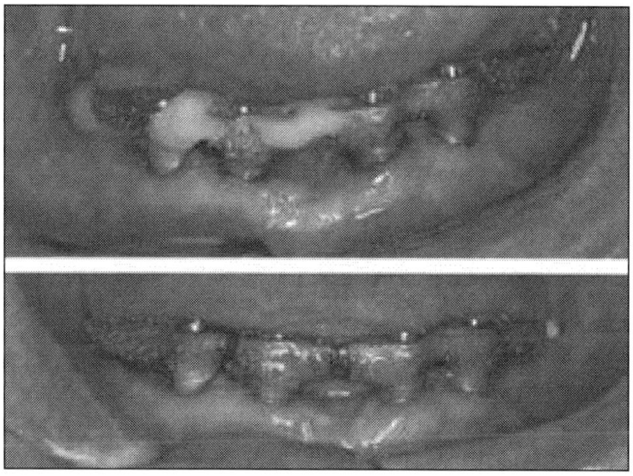

En cuanto al diseño de las estructuras, es importante señalar que sin disminuir las propiedades mecánicas de las mismas, debemos tener mucho cuidado en su diseño para permitir una adecuada higiene en la relación a la interfase que se genera entre la estructura metálica y la encía.

Se recomienda dejar el metal pulido de la estructura en relación con la encía y no el acrílico, debido a que la porosidad y desgaste del acrílico puede llevar a un mayor acúmulo de placa y restos orgánicos.

Cuando está todo el proceso de la estructura listo (con soldaduras si fuese necesario), el siguiente paso es solicitar al laboratorio el enfilado dentario sobre la estructura metálica. En esta etapa es utilizada la llave de silicona con el contorno vestibular para corroborar el montaje dentario.

Esta llave de contorno, además de servir de guía para el montaje de los dientes finales, se utiliza para observar que exista el espacio apropiado entre el metal y los dientes protésicos, ya que, si la estructura metálica o alguno de sus pines está muy cerca del contorno vestibular, puede resultar en que se trasluzca algún pin o la misma estructura con resultados estéticos indeseados (Fig. 63).

Figura 63. Llave de contorno para comprobar la relación de los pines de retención para el acrílico con el contorno vestibular de los dientes protésicos, para así evitar problemas estéticos.

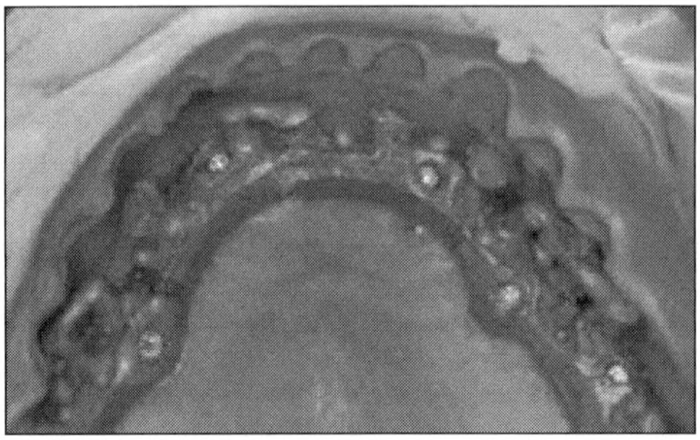

Una vez realizado el montaje de dientes sobre la estructura, se deben verificar correcta posición dentaria, oclusión, extensión de estética rosada, zonas de higiene, ausencia de flancos y factores estéticos ya mencionados anteriormente.

Figura 64. Enfilado en cera prótesis total superior e implantosoportada mandibular unido a estructura metálica. Se prueba en boca para comprobación final antes de terminar la prótesis.

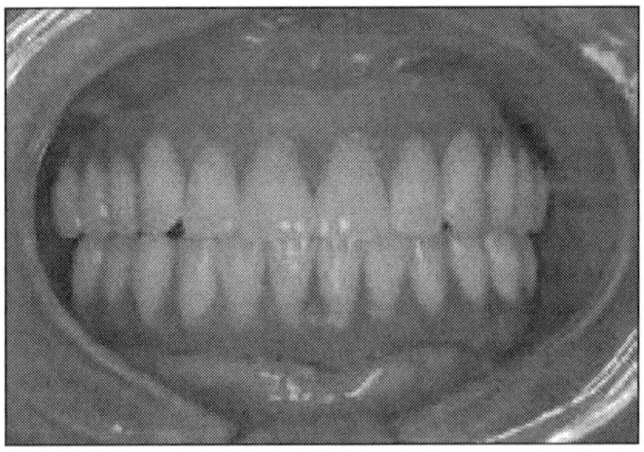

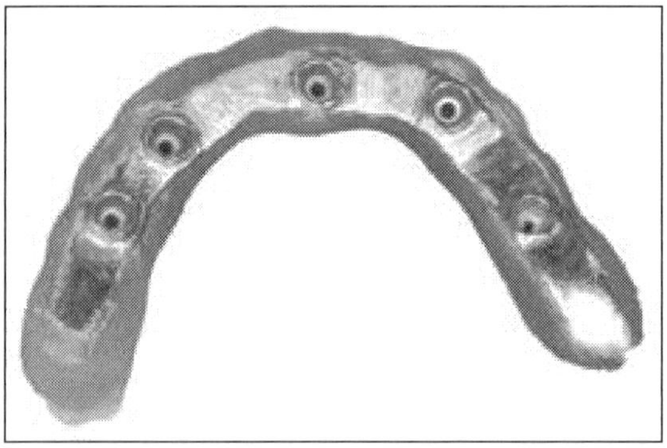

Asegurando que todo esté bien y que el paciente está de acuerdo con cómo se ve frente al espejo con la estructura atornillada, la prótesis híbrida se envía al laboratorio para terminarla, siendo esta la fase final del proceso. Con la prótesis ya terminada, las correcciones debiesen ser mínimas, sobre todo a nivel oclusal, donde se vuelve a chequear por última vez antes de la entrega final.

Protocolo de instalación

Torque de tornillos protésicos según indicación de fabricante. En este punto es importante sugerir que los tornillos sean nuevos y que durante el proceso de confección y prueba se utilice otro juego de tornillos, para así evitar deformaciones o problemas al momento del torque definitivo (Fig. 65).

Figura 65. Torque tornillo protésico en Ncm. Torque según el fabricante.

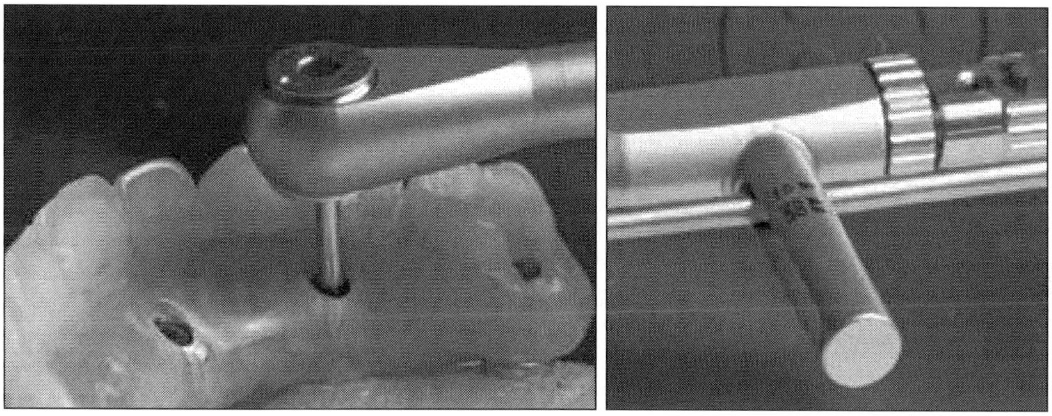

Cierre de acceso al tornillo

Los agujeros de acceso a los tornillos se llenan con cinta de teflón, idealmente que llene este canal (chimenea), y luego se realiza el protocolo adhesivo según material de la estructura y se aplica por lo general composite para cerrar al final (Fig. 66).

Figura 66. Proceso de sellado a los accesos de los tornillos. Teflón para proteger al tornillo de la entrada de resina y resina fluida o espatulable para el cierre final.

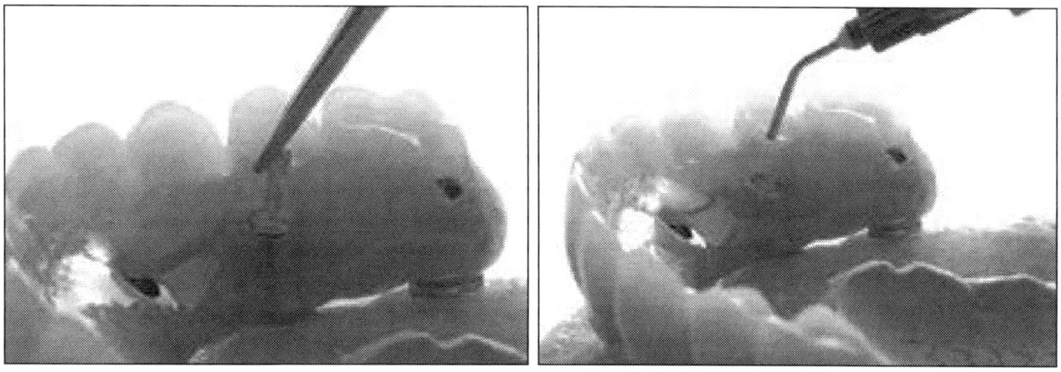

Control oclusal

Utilizar cinta articular (se recomienda espesor de 20 µm) para marcar tanto los puntos de contacto en máxima intercuspidación como en las desoclusiones, respetando las recomendaciones presentadas en el manual (Fig. 67).

FIGURA 67. CONTROL OCLUSAL SEGÚN ESQUEMA OCLUSAL ELEGIDO, PUNTOS DE CONTACTOS ESTÁTICOS Y DINÁMICOS.

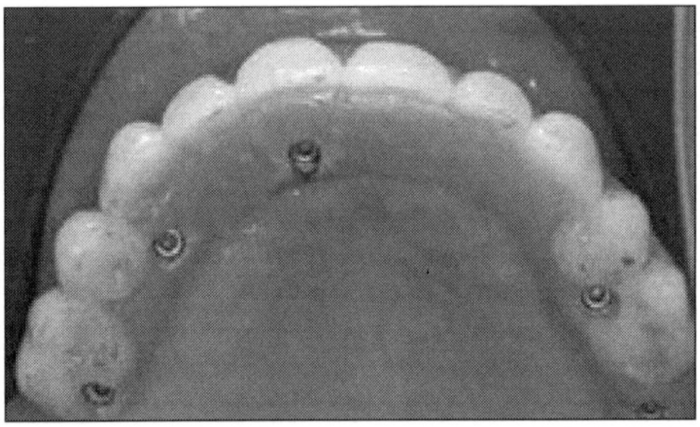

Asegurando que todo esté bien y que el paciente está de acuerdo con cómo se ve frente al espejo con la estructura atornillada, la prótesis híbrida se envía al laboratorio para terminarla, siendo esta la fase final del proceso. Con la prótesis ya terminada, las correcciones debiesen ser mínimas, sobre todo a nivel oclusal, donde se vuelve a chequear por última vez antes de la entrega final. Torque de tornillos protésicos según fabricante (Fig. 68 y 69).

FIGURA 68. PRUEBA DE ESTRUCTURA FINAL EN BOCA, COMPROBACIÓN DE PARÁMETROS ESTÉTICOS, OCLUSIÓN E HIGIENE.

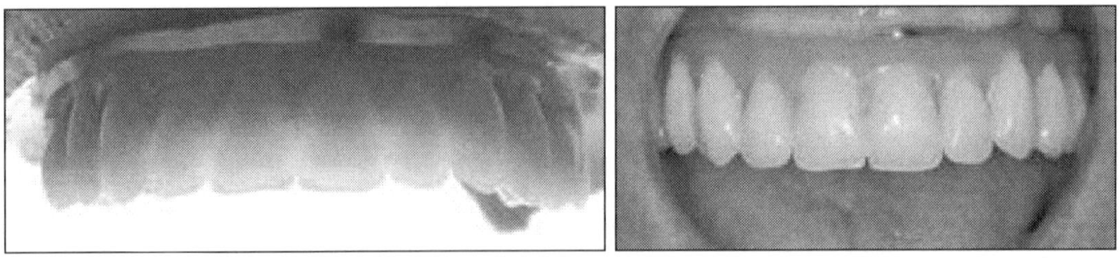

Figura 69. Foto sonrisa final con prótesis híbrida superior en boca.

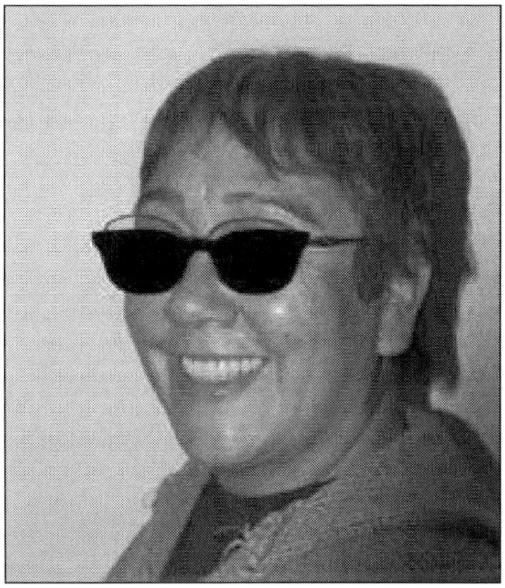

Diseño flujo digital prótesis híbrida (CAD)

La planificación y ejecución del tratamiento con flujo digital busca mejorar la exactitud y la precisión de la instalación de implantes en una forma menos invasiva (Al Yafi 2019; Joda 2017; Orentlicher 2019). Dentro de las indicaciones de cirugía guiada para arcos completos fijos implanto-asistidos se encuentran: cercanía a estructuras anatómicas vitales, volumen óseo reducido, alteraciones anatómicas de tejido blando o duro, y planificación sin levantamiento de colgajo (Orentlicher 2019).

La primera etapa consiste en definir la propuesta protésica, siguiendo los parámetros anteriormente descritos (Al Yafi 2019; Orentlicher 2019). Una vez determinado esto, se toma un escáner ConeBeam CT al paciente, obteniendo los archivos de imagen en formato DICOM (.dcm). Además, necesitamos modelos que reproduzcan los tejidos blandos; para lo anterior, se puede tomar una impresión convencional de manera analógica (convencional) que puede ser escaneada con un escáner de mesa para modelos (ejemplo: Scanner Blue Shining3D), o con un escáner intraoral de forma directa, guardando la imagen como un archivo en formato STL (.stl): Luego, la obtención de datos y fabricación protésica se hacen mediante sistema CAD/CAM (*Computer-Aided Design/Computer-Aided Manufacturing*)(Conejo 2021; Orentlicher 2019). Ambos archivos deben ser analizados en una plataforma de planificación virtual (por ejemplo:

Simplant, CoDiagnostiX, Bluesky Plan), en el cual debemos hacer coincidir las imágenes entre ambos archivos (DICOM y STL) a través de una herramienta del software que nos permite identificar y superponer zonas congruentes entre ambas imágenes realizando un «*match*» (Fig. 70) entre ellas, y así poder planificar la posición implantaria acorde con la restauración previamente establecida (Al Yafi 2019; G. O. Gallucci 2018; Orentlicher 2019; Pikos y Miron 2019).

En caso de hacer un flujo digital completo, los modelos escaneados se deben montar en relación céntrica cuando sean desdentados totales, y en un *software* de planificación (ejemplo: InLab, Dentsply Sirona) se fabrica el encerado diagnóstico, obteniendo un segundo archivo STL con los dientes que diseñamos para exportar. Se reúnen y alinean ambos archivos STL (original y encerado) junto con el archivo DICOM en el programa de planificación, asegurando una adecuada coincidencia entre ellos (Conejo 2021) (Fig. 71).

Figura 70. Match entre modelo DICOM y STL.

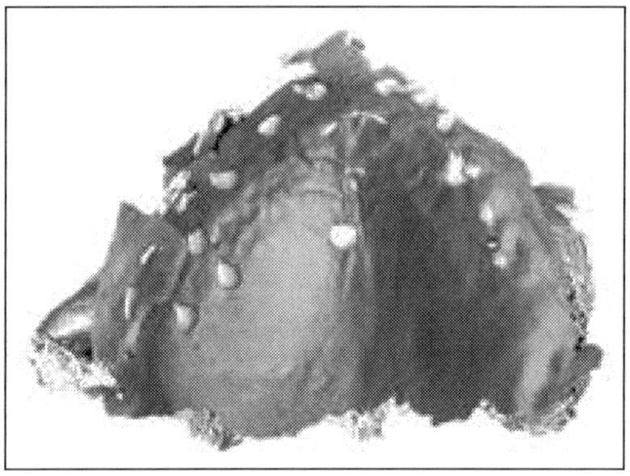

Figura 71. Comprobación de alineación entre archivo Cone Beam (DICOM), modelo escaneado y encerado (STL).

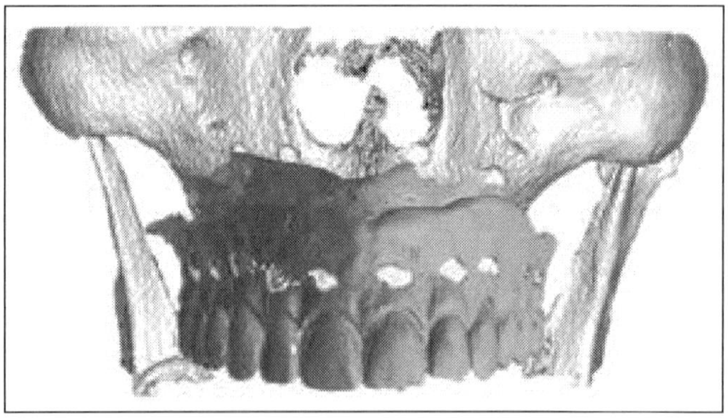

Figura 72. Fabricación de la guía quirúrgica sobre el STL del modelo del paciente siguiendo la planificación quirúrgica protésica lograda con el STL del encerado.

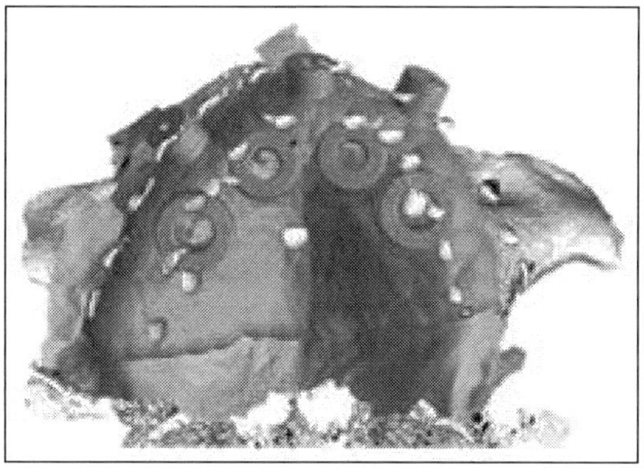

En desdentados totales se hacen necesarios marcadores radiográficos (radiopacos) en la prótesis del paciente al momento de tomar el escáner, para usarlos como referencia y lograr una adecuada alineación entre los formatos DICOM y STL (G. O. Gallucci 2019). El resultado final es la obtención de una guía quirúrgica estricta estereolitográfica (Fig. 73). La fijación de la guía a piezas dentarias vecinas es la modalidad más estable, seguido de las soportadas por mucosa y finalmente al tejido óseo. Estas últimas deben ser fijadas a través de mini implantes, tornillos o pins para lograr una mejor estabilidad y evitar errores al momento de la cirugía (Fig. 74). También se pueden utilizar guías para reducción ósea cuando el caso lo amerita. En arcos completos, se sugiere además la utilización de una llave de silicona de manera intraoperatoria para comprobar el adecuado asentamiento de la guía quirúrgica y no alterar la planificación establecida (Al Yafi 2019; Orentlicher 2019).

Figura 73. Archivo STL de la guía quirúrgica planificada, con los orificios para los anillos y los pines de fijación por vestibular.

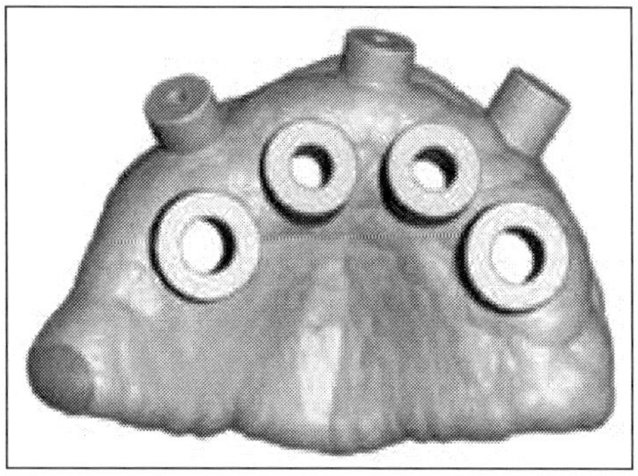

Figura 74. Guía quirúrgica estricta posicionada con los pines de fijación. Cirugía sin levantar colgajo, posición de los implantes a través de la guía y torque de pilares MU para carga inmediata.

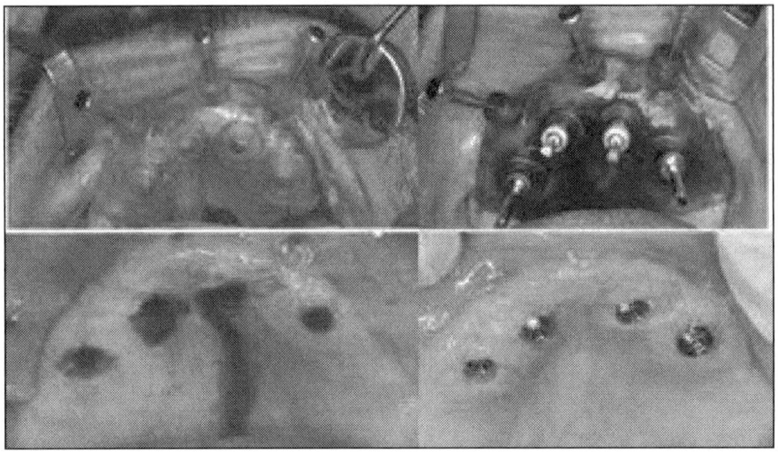

Fabricación de prótesis híbrida flujo digital (CAM)

(Cevik 2022) CAM (Computed Aided Manufacturing) para la confección de estructuras de arco completo se basan en técnicas sustractivas, fresado y corte (láser) de bloques sólidos o barras, y aditivas con impresión 3D para crear estructuras, agregando material capa por capa o derretimiento selectivo láser para formar un objeto. Es importante que el material elegido sea capaz de soportar las cargas masticatorias y mantenga estable tanto los componentes biológicos como protésicos en el tiempo (Abduo 2014).

El avance en la tecnología CAM de fresado, pasando de tres a cinco ejes, permite una precisión y formas más complejas a la hora de fabricar una estructura, con un ajuste clínicamente aceptable, sin diferencias significativas con el método análogo de cera de investimento (Goujat 2019).

Alternativas protésicas para arco completo (Cevik et al. 2022)

- Estructura Pre Sinterizada CrCb y Ti fresado: se puede obtener por «aleación de fresado blando (*soft milling alloy*) de CrCb usando fresado en seco para generar menos contaminación. El calor del post sinterizado puede afectar la resistencia mecánica, siendo 1.350 °C lo recomendado.

Se puede fresar un bloque duro (disco), donde se pueden encontrar discos de titanio para subestructuras, o se puede obtener por sinterizado láser (Fig. 75).

FIGURA 75. SUBESTRUCTURAS METÁLICAS FRESADAS EN DISCO DE TITANIO.

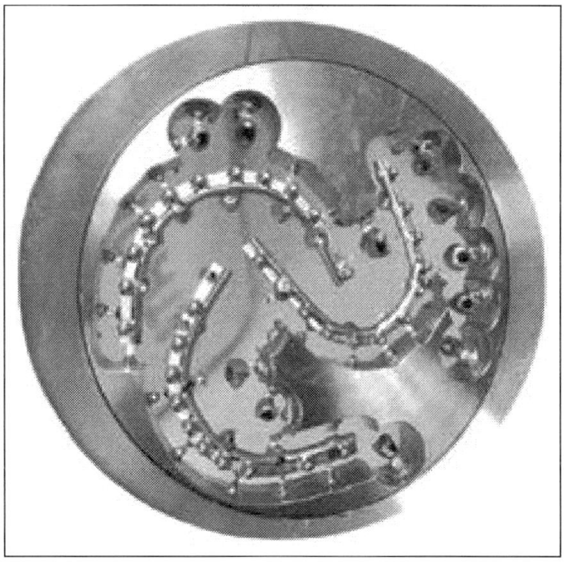

- Composites de resina reforzados con fibra: poseen una gran cantidad de fibras de vidrio multidireccionales y entrecruzadas. Han sido utilizadas por su capacidad de absorber cargas, bajo módulo de elasticidad y alta resistencia flexural. Presentan mejores propiedades ópticas comparados al metal.
- PEEK (poliéter éter quetona): es un polímero termoplástico semicristalino de alto rendimiento, no corrosivo, no conductivo, radiolúcido, de alta estabilidad térmica, baja afinidad por placa bacteriana, bajo peso, resistente a la hidrólisis y biocompatible, que lo hacen un buen material dental. Existen distintas modificaciones del PEEK en el comercio buscando mejores propiedades, también se ha combinado al confeccionar la prótesis híbrida con otros materiales como resinas, PMMA y disilicato de litio buscando opciones rehabilitadoras (Fig. 76).

Figura 76. Prótesis híbrida a base de PEEK y coronas de disilicato de litio.

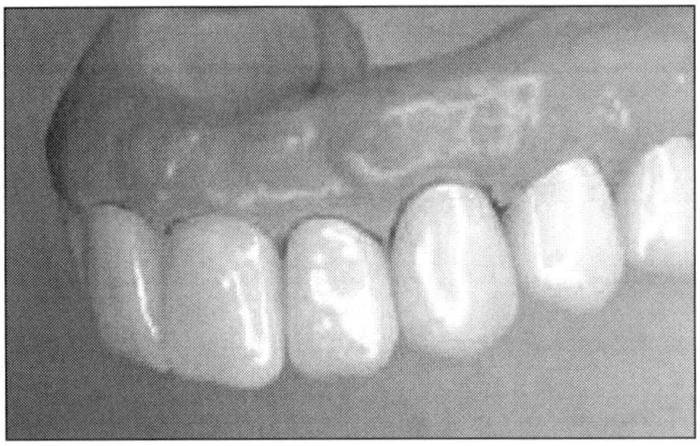

- 4Y-TZP (*tetragonal partially stabilized zirconia*), zirconio cúbico: esta cuarta generación de zirconio es un material balanceado entre resistencia mecánica y translucidez. Con él en su versión monolítica o de multicapa se fabrican desde coronas unitarias hasta estructuras de arco completo, con modificaciones estéticas como *cutback* o carillas sobre la estructura, de hasta catorce dientes con un máximo de dos intermediarios entre ellos. Puede ser fresado de bloques blandos de aspecto opaco y tizoso, caracterizados y posteriormente sinterizados. El sinterizado estándar toma de 4-12 horas a 1.450 °C, el sinterizado rápido a 1.510 °C por 30-120 minutos y el muy rápido en menos de 30 minutos a temperaturas que bordean los 1.580 °C.

Figura 77. Estructura de zirconio para «soft milling» en disco y estructura híbrida de zirconio terminada.

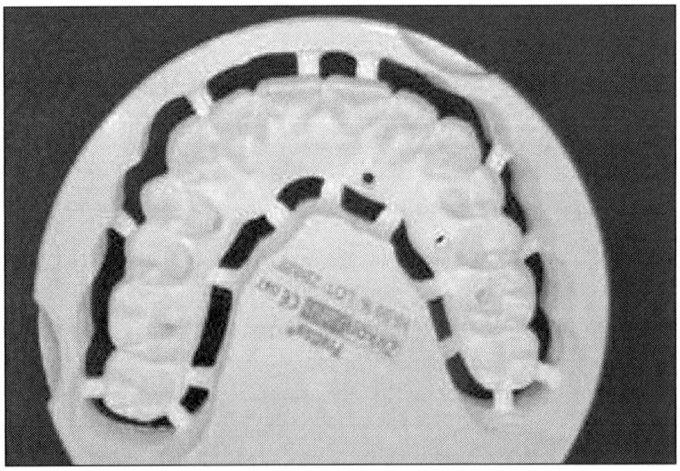

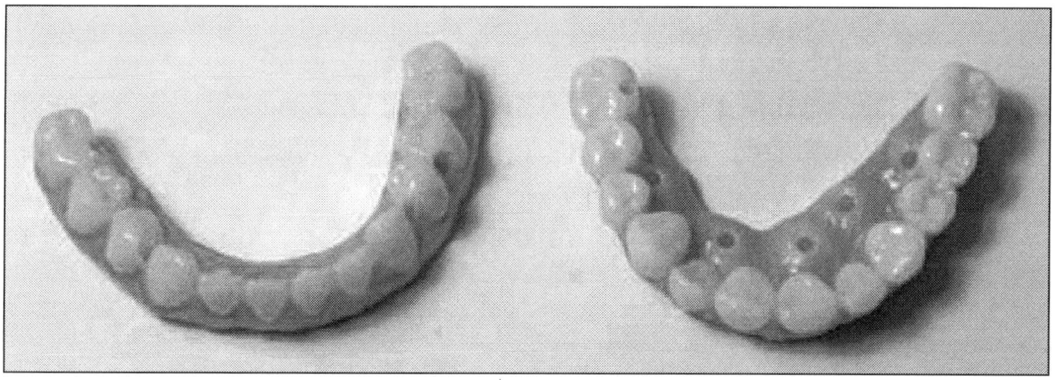

Si bien estos materiales vienen a ser una excelente herramienta para rehabilitar a nuestros pacientes en términos de satisfacción, integración a la biología y complicaciones similares a las convencionales, se requieren más estudios de su comportamiento a largo plazo y siempre se deben tener en cuenta factores claves a la hora de rehabilitar, como evitar cantilevers y elegir esquemas oclusales adecuados.

Esquemas oclusales

La determinación de los esquemas oclusales en PF3 de arco completo considera una serie de elementos que se deben tomar en consideración, los que por sí solos no conforman una receta única por tipo de paciente, sino que se busca su coexistencia y armonía en el sistema en conjunto, para acercarse a la oclusión adecuada para la función eficiente en el paciente particular y soportando posibles parafunciones de estos (Gross 2008).

Debemos prestar atención a los siguientes conceptos oclusales claves al momento de definir una oclusión a un desdentado total: guías excéntrica lateral y anterior, pérdida del soporte posterior, parafunciones del paciente, oclusión mutuamente protegida, contactos estabilizadores y de paro, tripoidismo, número de implantes y su distribución antero-posterior, férula oclusal de arco cruzado, biotipo esqueletal y relación intermaxilar, cantilevers y otros (Gross 2008).

Autores como H. L. Wang nos dan recomendaciones generales sobre la oclusión de prótesis sobre implantes, como aumentar el área de soporte en cuanto a calidad ósea como a cantidad pensando en número de implantes, diámetro, largo y superficie. Mejorar la dirección de las fuerzas a través de la morfología oclusal con una fosa central menos profunda, disminuir la inclinación cuspídea, la tabla oclusal, eje implantario y contactos centrados. También recomienda reducir posibles concentraciones de fuerzas, ajustando los contactos oclusales en posición y distribución, bajar largo de cantilevers, utilizar férula de arco cruzado y mejorando la distribución A-P de los implantes (Kim 2005).

Para prótesis fija de arco completo, las guías generalmente ocupadas hablan de (Kim 2005):

- Oclusión balanceada bilateral oponiéndose a una prótesis de arco completo.
- Función de grupo u oclusión mutuamente protegida, con guía anterior poco profunda cuando se opone a una dentición natural.
- Sin contactos de trabajo y de balance en cantilever.
- Infraoclusión de 100 micrones en el segmento del cantilever.
- Deslizamiento en céntrica de 1 a 1,5 mm.

Mantención e higiene

Finalmente, es recomendable repasar la instrucción de higiene para prótesis híbrida con los instrumentos de Waterpik® (Dentaid), cepillos de diente, cepillos eléctricos si la motricidad del paciente lo amerita, cepillos interproximales, seda *superfloss* u otros elementos de limpieza que son fundamentales de acuerdo con la habilidad que tenga para realizar este procedimiento, esencial para el éxito del tratamiento en el tiempo. Este punto debe ser reevaluado y reforzado en las sesiones de control (Fig. 78).

Figura 78. Comprobación final acceso a higiene con *superfloss* ® y cepillo interproximal.

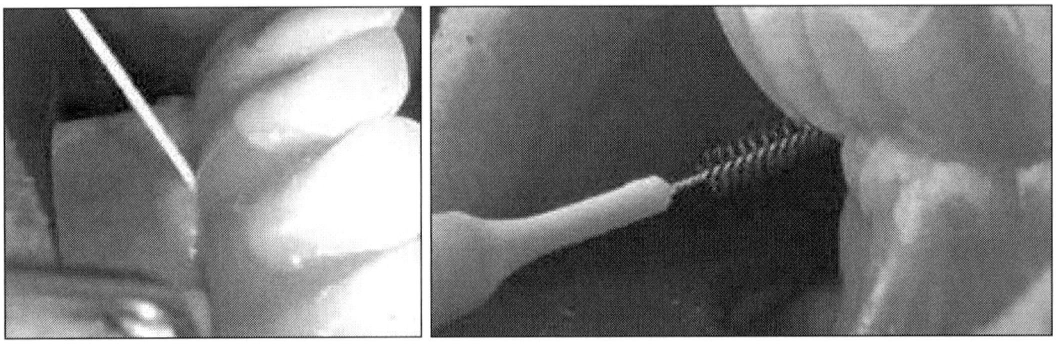

5. Carga inmediata

Ivo Fodich Satta • Sebastián Contreras Kock
René Rojas Peredo • Sebastián Bravo Céspedes

Definición-historia

La definición del tiempo que se espera desde la instalación del implante hasta cargarlo de manera no funcional o funcional va a depender del autor, ya que para algunos es hasta las 48 horas, pero para otros puede ser hasta una semana. Sin embargo, lo importante es hacerlo antes de llegar al punto más bajo de la estabilidad primaria (2-4 semanas), que es el momento en el que generalmente se pierden los implantes.

El concepto de carga inmediata surgió con Ledermann (1979) en el año 1979, cuando se instalaron 476 implantes en 138 pacientes: cuatro entre los orificios mentonianos ferulizados con una barra de carga funcional mediante sobredentaduras el mismo día de la intervención, con una tasa de éxito de 91,2% con un seguimiento de 81 meses. Por ende, en una época donde no se disponía de la tecnología actual en el diseño de los implantes, ya existía un alto porcentaje de éxito.

Con el paso del tiempo, este concepto fue evolucionando, ya que era capaz de solucionar el problema o la necesidad urgente de la provisionalización en los pacientes. En el año 1985, Tomas y Cook evidenciaron que la calidad del hueso era un parámetro con efecto más significativo sobre la oseointegración de los implantes, siendo las superficies rugosas las con mejores resultados. En el año 1997, Mori et al. determinaron que la mayor tasa de fracasos de la carga inmediata ocurría entre la tercera y quinta semana postcirugía.

Estabilidad primaria, torque e índice ISQ

Al hablar de carga inmediata, el primer concepto que es importante definir es el de estabilidad primaria, la cual se define como la estabilidad mecánica inicial entre la interfase del hueso con el implante antes de que se logre la oseointegración. La estabilidad primaria del implante es el factor decisivo y fundamental cuando se pretende realizar un protocolo de carga inmediata.

Para evaluar la estabilidad primaria en forma objetiva se utilizan:

1. *El valor de torque de inserción (Ncm-Newton por centímetro)*: determina la energía necesaria para insertar un implante medido en Ncm, ya sea a través de una llave de torque o con un motor calibrado previamente. Está directamente relacionado con la estabilidad primaria: a mayor torque, mayor es la estabilidad. Espósito (2013), en una revisión sistemática publicada en 2013, establece 35 Ncm como torque mínimo de inserción para restauraciones unitarias, aunque en la literatura consultada, la mayoría de los autores están de acuerdo en establecer el límite en 30 Ncm para realizar carga inmediata.
2. *Valor ISQ (Implant Stability Quote o cuota de estabilidad del implante)*: datos obtenidos a través de un análisis de frecuencia de resonancia (RFA) por medio de medidores de estabilidad, instrumento que brinda valores ISQ. El rango de estos va de 1 a 100 unidades, derivado de la rigidez del transductor/implante/hueso y de sus parámetros de calibración. Esta vibración se mide en sentidos mesio-distal y lateral, donde 60-65 es el ISQ mínimo recomendado para una carga inmediata.

Por otro lado, se ha establecido que para lograr la oseointegración se deben mantener los micromovimientos de la interfase hueso-implante en valores promedio de 50 a 100 μm (Vandamme 2007). A mayor estabilidad primaria, menor posibilidad de micromovimientos, pero en casos de arcos completos o en ciertos casos de desdentados parciales multi-implantes se logra también estabilidad de arco cruzado mediante la ferulización rígida de los mismos mediante el elemento protésico, lo que determina una gran ayuda a la disminución en los micromovimientos (Cesaretti 2018).

Por lo tanto, para estos casos, pese a que la evidencia ha avalado ampliamente que los valores de torque de inserción para realizar una carga inmediata deben estar sobre los 35 Ncm (Schimmel 2014), hay estudios que indican que esto no es necesario en todos los casos.

Maló (2003), en un estudio con 332 implantes puestos con el concepto *All on Four* en 83 maxilares, 120 fueron insertados con un torque menor o igual a los 30 Ncm. Los implantes con un torque mayor a 30 Ncm tuvieron una tasa de éxito acumulativo al año de un 98,3%, y un 97,5% los implantes con un torque menor o igual a los 30 Ncm y no se vio una diferencia significativa en la pérdida ósea marginal al año.

(Yu-Huang 2022) es otro estudio que evalúa implantes con carga en arcos de cuatro a seis implantes, donde al menos uno quedó con un torque menor a 35 Ncm. Este indica que uno de los factores más importantes para evitar pérdidas de implantes con carga inmediata que tengan un torque menor a 35 Ncm es un correcto esquema oclusal de la prótesis temporal, teniendo muy claro cuál era o son los implantes con un torque menor a 35 Ncm y dejando un esquema oclusal de acuerdo con la distribsución, cantidad de implantes y antagonista en cada caso.

Una revisión sistemática de (Hadilou 2021) sugiere que la tasa de éxito de carga inmediata en implantes cortos no difiere mucho al de implantes más largos, aunque se sugiere mayor cantidad de estudios para determinar protocolos.

Estrategias para mejorar la estabilidad inicial en huesos no favorables (Peñarrocha-Diago 2019)

1. Subfresado: se fresa un diámetro menor del indicado según el implante, o se fresa con la última fresa indicada por el fabricante, pero a menor longitud (suele utilizarse en casos de hueso muy esponjoso).
2. Condensación lateral con osteótomos: se hace la primera parte de la osteotomía con fresas, y luego se termina con compactación lateral con osteótomos.
3. Osteocondensación con fresas de oseodensificacion: fresas diseñadas para cortar en sentido horario y condensar el tejido en sentido antihorario.

4. El tipo de implante comúnmente recomendado para carga inmediata debiese ser autorroscante y de roscas pronunciadas, con un diseño más cónico pensando en una mayor estabilidad inicial.

Ventajas de la carga inmediata (Peñarrocha-Diago 2019)

- Satisfacción significativamente más alta en pacientes con carga inmediata fija.
- (Barone et al. 2016) La literatura sugiere que implantes inmediatos con carga inmediata tienen resultados clínicos favorables y estabilidad de los tejidos.
- Evita segunda cirugía de conexión.
- Niveles de pérdida ósea similares a otros protocolos de carga.

Contraindicaciones de carga inmediata (Peñarrocha-Diago 2019)

Condiciones generales

- Enfermedades inmunosupresoras.
- Alteraciones en el metabolismo óseo.
- En tratamiento con bifosfonato intravenoso.
- Trastornos medulares.
- Radiaciones de cabeza y cuello.
- Diabetes no controlada*.
- Fumadores pesados.
- Abuso de drogas y alcohol.

Condiciones locales (Peñarrocha-Diago 2019)

- Falta de estabilidad primaria.
- Infección aguda del sitio quirúrgico*.
- Periodontitis severa no tratada.
- Edentulismo de larga data*.
- Discrepancia intermaxilar severa.
- Maniobras regenerativas extensas.
- Pacientes con bruxismo no controlado.

- Falta de soporte oclusal posterior.

*Se consideran relativas.

Distribución y cantidad de los implantes en carga inmediata

El número y distribución de los implantes siempre va a ser un factor crítico.

No hay un consenso claro y definido acerca de la cantidad ideal de implantes en carga inmediata, estos van a variar con cada modalidad o protocolo de tratamiento junto con la forma de anclarse el diseño y el tamaño de los implantes.

Existen distintos protocolos de carga inmediata que están altamente documentados y cada uno tiene grandes tasas de supervivencia.

Protocolo *All on four*

El concepto del tratamiento «*All-on-four*» fue desarrollado por Paolo Maló el año 2003 para maximizar el uso del remanente óseo en maxilares atróficos, permitiendo la carga inmediata y evitando procedimientos de regeneración ósea que eleven el costo y tiempo del tratamiento y la morbilidad del paciente con las complicaciones inherentes a estos (Soto-Peñaloza 2017).

El protocolo consiste en la instalación de cuatro implantes en la parte anterior de los maxilares, con el objetivo de soportar una prótesis inmediata provisoria fija y evitar estructuras como el nervio alveolar inferior o senos maxilares. Los dos implantes mediales se instalan rectos y los dos posteriores angulados hacia distal para minimizar la distancia del cantiléver posterior y poder realizar una prótesis de doce dientes (hasta primer molar), de tal manera de tener una buena eficiencia masticatoria (Maló 2003).

Figura 79. Protocolo *All on four* con pilares MU angulados en implantes distales y rectos en implantes anteriores.

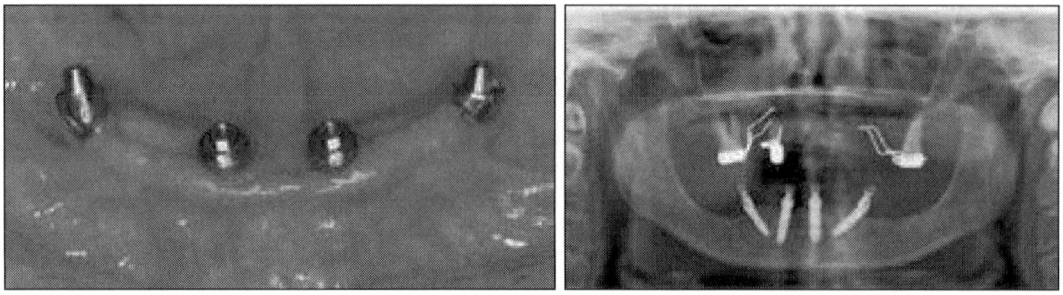

Esta técnica está relacionada con múltiples ventajas, tales como la instalación de implantes más largos que permiten un mejor anclaje óseo, la disminución de la necesidad de realizar procedimientos de regeneración ósea, disminuir el largo del cantiléver posterior, y la posibilidad de aumentar la distancia entre los pilares anteriores y posteriores, de tal manera de distribuir mejor las cargas. Además, se ha evidenciado que no hay una diferencia significativa en la pérdida ósea marginal de los implantes rectos versus los implantes angulados, lo cual indicaría que la inclinación de los implantes no influye en el proceso de oseointegración de estos (Aparicio 2001; Agliardi 2010, Peñarrocha 2019).

Supervivencia de los implantes en el protocolo *All on four*

La supervivencia de los implantes en la modalidad de *All on four* es muy demostrable sobre la base de múltiples investigaciones con resultados positivos (Soto-Peñaloza 2017).

Los reportes muestran rangos del 93,9% a 100% en maxila (4 meses a 13 años, Malo 2019).

Mientras que la mandíbula reportó entre un 91,7% y 100% (3 a 18 años, Malo 2019). De acuerdo con Mohamed et al., hay clara evidencia para establecer que cuatro implantes son suficientes para soportar un arco completo de carga inmediata mandibular sin cantilever opuesto por una prótesis total.

Tasa de supervivencia protésica

De acuerdo con Malo (2019), la tasa de éxito protésico en el maxilar es de 97,06% y 100% (36 meses a 13 años), mientras que en la mandíbula tenemos una supervivencia protésica del 98,8% al 100% (3 años a 18 años).

Una de las recomendaciones clínicas que más se repite para mejorar aspectos oclusales y protésicos es maximizar la distribución anteroposterior para arcos completos.

El uso de implantes angulados en cargas inmediatas de arcos completos se desarrolló para maximizar el uso de todo el recurso óseo disponible, aumentar la distribución anteroposterior, evitar el daño a estructuras nobles y permitir la carga inmediata

De acuerdo con los estudios de J.C. Casar-Espinosa et al. (Menéndez-Collar 2018), la combinación de implantes rectos y angulados para reconstrucciones atornilladas es considerada una opción segura y predecible para mandíbulas atróficas. La inclinación de los implantes no hace una diferencia significativa en los resultados primarios (supervivencia de los implantes y de la prótesis) y resultados secundarios (pérdida de hueso marginal periimplantario, complicaciones de tejidos duros y blandos, complicaciones protésicas y resultados centrados en el paciente) para implantes puestos de manera axial (Naldini 2014).

Los implantes inclinados en zona de premolares sufren de mayor pérdida ósea que los implantes puestos en los molares (Menéndez-Collar 2018).

Las complicaciones más frecuentes encontradas en un estudio de Abad-Gallegos (2011) fueron pérdida del tornillo protésico (10,5%), fractura de un diente o de la prótesis provisoria (10,5%), falta de pasividad en el asentamiento de la estructura (5,3%) y dolor en relación con implantes (5,3%).

En el caso de las prótesis temporales de arco completo, el diseño y largo del cantilever es un factor importante que considerar. En relación con esto no se ha establecido una guía o un protocolo estricto para el diseño de la superestructura o de la prótesis temporal.

La recomendación principal es distribuir fuerzas de manera uniforme a través del arco, independiente del número de implantes, y reducir los cantiléver con los implantes angulados (Bergkvist 2009; Tealdo 2011).

En un estudio de Drago (2017) en 128 pacientes, donde comparó las prótesis acrílicas temporales que habían tenido complicaciones y las que no, durante su uso provisional, evidenció una menor tasa de complicaciones protésicas en la relación cantilever distal-distribución anteroposterior (CL-AP) de 0,5-0,6.

Procedimientos de impresión para carga inmediata

Posterior a la instalación del implante se torquean los aditamentos transmucosos seleccionados en relación con el grosor de la mucosa y la angulación previamente planificada, por lo general a 25 Ncm (Peñarrocha-Diago 2019). Luego se posicionan los transfers para impresión con técnica cubeta abierta y son ferulizados con resina de baja contracción (Fig. 80), protegiendo la mucosa con goma dique (Jiménez-López, 2005; Peñarrocha-Diago 2019; Pikos & Miron 2019).

Existe la técnica de cubeta multifuncional que se puede utilizar en esta etapa de impresión, la cual es fabricada a partir del encerado o prótesis diagnóstica confeccionada previo a la cirugía. Debe tener orificios característicos ubicados en las zonas vestibulares para inyectar el material de impresión y superiores para permitir una adecuada emergencia de los aditamentos de impresión. La impresión debe ser tomada manteniendo la oclusión (Kaneko 2013) (Fig. 80).

Finalmente se fabrica una prótesis acrílica que puede o no poseer algún tipo de refuerzo metálico, sobre pilares temporales rotacionales o no, dependiendo si se utilizan pilares intermedios conocidos como Multi Unit.

La prótesis puede venir fijada a estos pilares desde el laboratorio o se puede fijar directamente en boca, calzando los agujeros para los pilares en la prótesis con estos y uniéndose a través de resina o acrílico.

Figura 80. Impresión para carga inmediata: instalación de transfer para cubeta abierta ferulizados. Cubeta multifuncional posicionada, nótense ventanas en caras laterales para inyección de material de impresión. Ferulización de transfers con resina. Cubeta multifuncional con material de impresión.

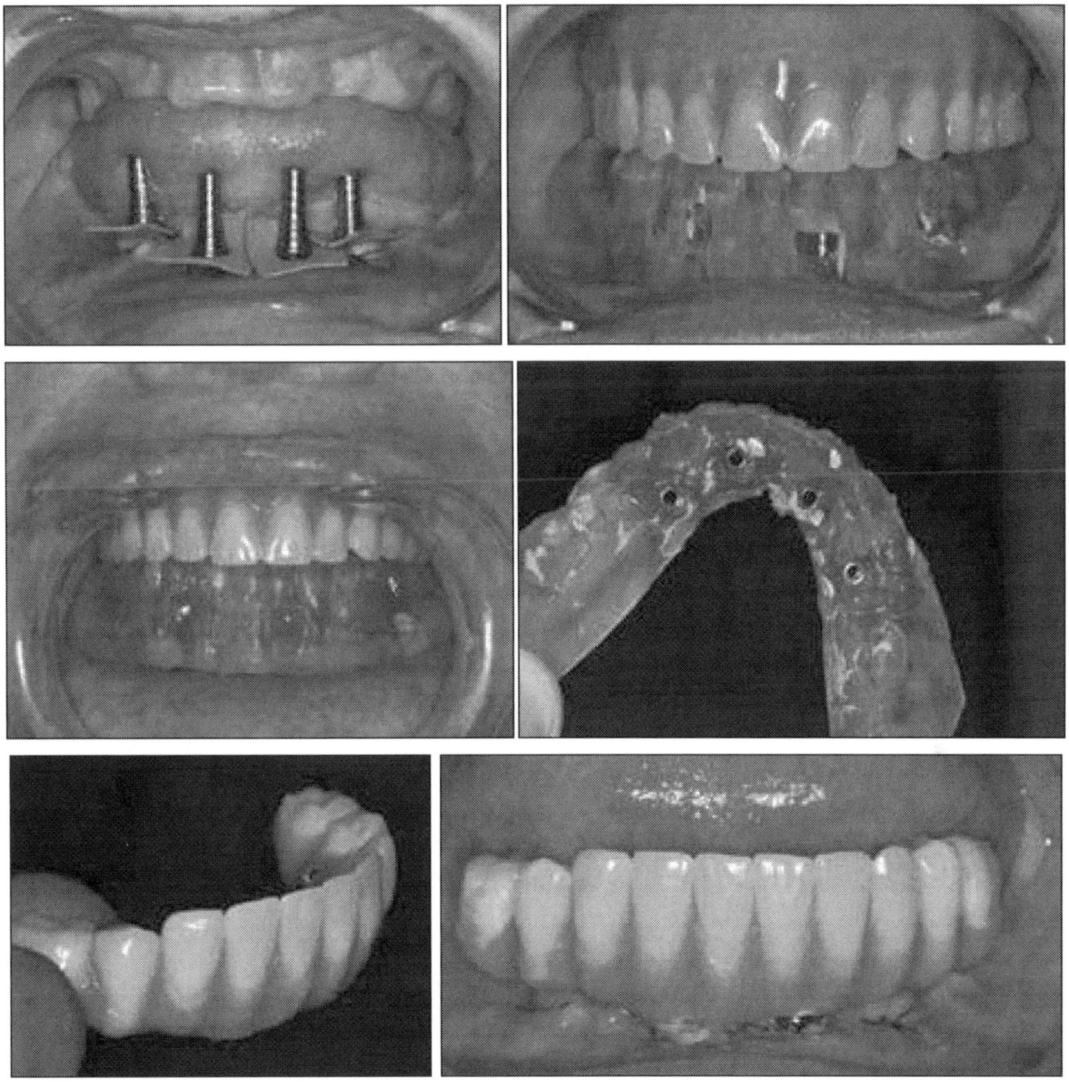

Carga inmediata flujo digital

La tasa de éxito de carga inmediata de arcos completos con implantes instalados con cirugía guiada es similar a la obtenida en cargas inmediatas con flujo analógico, 98,4% y 98,2% a los seis meses, respectivamente. Se puede realizar utilizando la prótesis prefabricada y acondicionarla a los implantes instalados, como vimos anteriormente; otra manera es tomando una impresión analógica el mismo día de la cirugía y fabricar e instalar la prótesis provisoria idealmente ese día. La tercera opción corresponde a una planificación digital, donde el provisorio es fresado CAD y entregado antes de la cirugía (Orentlicher 2019).

Una vez que los implantes están exitosamente oseointegrados, se toma una impresión digital con un escáner intraoral usando pilares «*ScanBody*», un dispositivo utilizado como aditamento de transferencia y refleja la posición de la plataforma implantaria en el laboratorio virtual (G. O. Gallucci 2019). En rehabilitaciones de arcos completos, no existe acuerdo en la literatura en si es mejor la exactitud de la impresión con escáner intraoral o por medio de la técnica analógica con transfer ferulizados y cubeta individualizada. Por otro lado, cuando se opta por transfers no ferulizados, la impresión intraoral digital tiende a ser superior (Fig. 81).

Los scanbodies fabricados completamente de poliéter éter cetona (PEEK), de forma cilíndrica y superficie lisa, tienden a arrojar resultados más precisos incluso con implantes angulados (Michelinakis 2021). Las estructuras metálicas deben ser capaces de soportar revestimientos acrílicos o cerámicos. Mediante tecnología CAD/CAM se pueden diseñar y fabricar estructuras metálicas adecuadas, llevando a cabo un flujo digital completo (G. O. Gallucci 2019). La tecnología CAD-CAM permite una menor dependencia del laboratorio y una mayor pasividad de la estructura (Delucchi et al. 2021; Drago & Howell 2012); sin embargo, ninguno de los materiales y técnicas propuestos están exentos de complicaciones, por lo tanto, el resultado protésico no se debe atribuir solo a estos criterios, sino que se deben considerar la planificación, diseño de la prótesis y el proceso de manufactura (Delucchi 2021).

Figura 81. Diseño de estructura para carga inmediata mediante flujo digital.

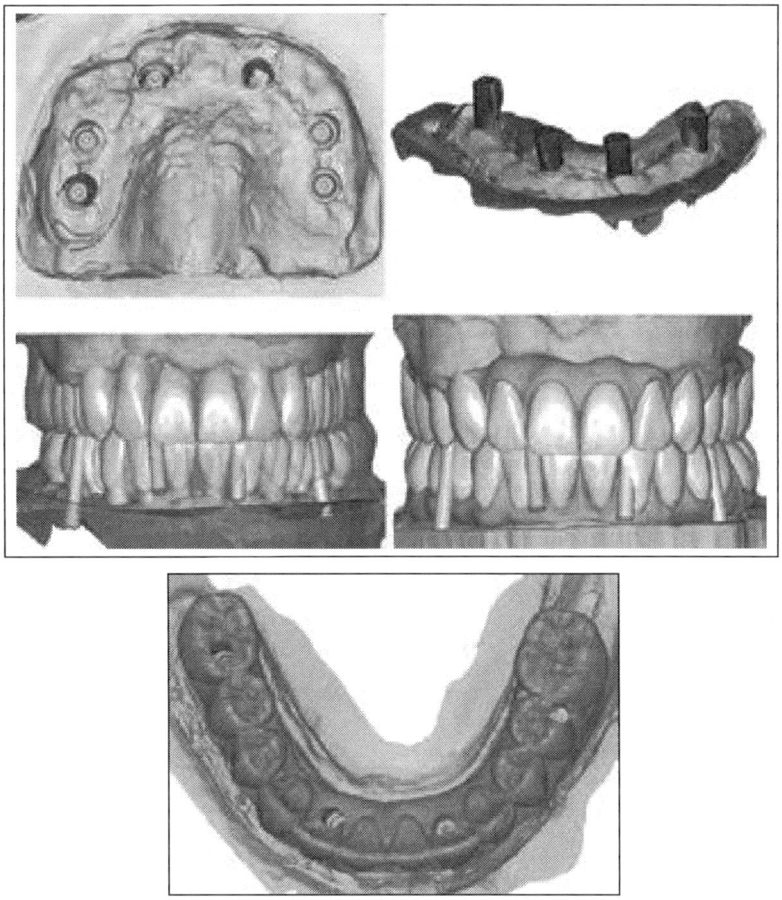

Figura 82. Prótesis provisoria en resina fresada para carga inmediata.

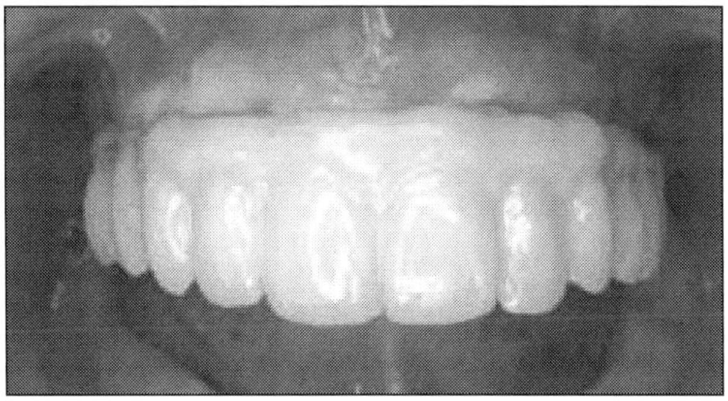

6.
Conclusiones

Carlos Parra Atala

La prótesis fija implantosoportada de arco completo vio nacer a la implantología en la era de la oseointegración, por lo que es el tratamiento más antiguo en esta disciplina. Mucho ha sucedido en todas estas décadas de constante desarrollo científico, nuevos materiales, procesos y protocolos, entre el descubrimiento de la oseointegración y los vertiginosos tiempos digitales que vivimos hoy en día. La ciencia ha permitido acortar los tiempos, mejorar la predictibilidad y hacer mucho más tolerable el proceso. Asimismo, se han introducido elementos importantes de una forma masiva como son los implantes con tratamientos de superficie, con diseños que permiten disminuir la pérdida ósea marginal, así como morfologías que posibilitan una excelente estabilidad inicial, permitiendo los protocolos de carga inmediata y facilitando mucho el proceso tanto para los pacientes como para quienes realizamos el trabajo, y aumentando la predictibilidad de lo que hacemos.

Sin embargo, no debemos olvidar que hay varios desarrollos que no pasaron el escrutinio de la ciencia ni el tiempo, y cayeron en el olvido o desconocimiento de muchos, sobre todo colegas que se iniciaban en este camino. Estos desarrollos que no prosperaron nos permitieron darnos cuenta de los límites de las técnicas y ponernos en alerta de que no necesariamente lo más nuevo y novedoso significa que es mejor o superior. Es importante recordarles que nuestro trabajo como especialistas debe ser basado en el éxito de nuestros tratamientos considerando un largo plazo así como devolución de salud, confort, función y estética a nuestros pacientes, pero es importante recalcar esto: en un largo período de tiempo y con la mayor predictibilidad posible.

Es fundamental reconocer que el pronóstico de nuestro tratamiento completo depende de los pronósticos individuales de cada uno de los elementos que componen nuestras planificaciones y trabajos, es decir, pronósticos de injertos, implantes, piezas protésicas, estructuras, tornillos, oclusión, higiene, características propias del paciente y un sinfín de niveles son los que deben ser contemplados. Para tal efecto, debemos siempre pensar estratégicamente en el cuadro completo y considerar todo lo que puede representar un desafío para nuestro resultado final, sobre todo su longevidad.

Con el fin de lograr tal cometido, los invitamos a tomar decisiones clínicas basadas en la mejor evidencia científica disponible al momento de la decisión, lo que sucede luego de años de estudio de un nuevo material o técnica, que permite a los investigadores y clínicos probar estos avances en un entorno controlado y decirnos si es suficientemente resistente, biocompatible, estético, estable... No son pocos los casos de tratamientos que no sobrevivieron el escrutinio del tiempo, los que, por razones de muy diversa índole, ya no nos acompañan. A veces incluso puede ser una complicación para los mismos pacientes que se embarcaron en el novedoso tratamiento de la implantología. Sin embargo, considerando lo nueva que es esta especialidad, así como el gran interés comercial de compañías de implantes y biomateriales, seguirán apareciendo nuevas opciones.

7. Referencias

Abad-Gallegos, M., Gómez-Santos, L., Sánchez-Garcés, M. A., Piñera-Penalva, M., Freixes-Gil, J., Castro-García, A., & Gay-Escoda, C. (2011). Complications of guided surgery and immediate loading in oral implantology: a report of 12 cases. *Medicina oral, patología oral y cirugía bucal*, *16*(2), e220-e224.

Abduo, J. (2013). Occlusal schemes for complete dentures: a systematic review. *The International Journal of Prosthodontics*, *26*(01), 26-33.

Abduo, J., & Judge, R. (2014). Implications of Implant Framework Misfit: A Systematic Review of Biomechanical Sequelae. *The International Journal of Oral & Maxillofacial Implants*, *29*(3), 608-621.

ADA. (2008). *Evidence-based dentistry: glossary of terms 2008*. American Dental Association.

Adell, R., Eriksson, B., Lekholm, U., Brånemark, P. I., & Jemt, T. (1990). A long-term follow-up study of osseointegrated implants in the treatment of totally edentulous jaws. *International Journal of Oral & Maxillofacial Implants*, *5*(4).

Agliardi, E., Panigatti, S., Clericò, M., Villa, C., & Malò, P. (2010). Immediate rehabilitation of the edentulous jaws with full fixed prostheses supported by four implants: interim results of a single cohort prospective study. *Clinical oral implants research*, *21*(5), 459-465.

Alhajj, M. N., Khalifa, N., Abduo, J., Amran, A. G., & Ismail, I. A. (2017). Determination of occlusal vertical dimension for complete dentures patients: an updated review. *Journal of oral rehabilitation*, *44*(11), 896-907.

Al Yafi, F., Camenisch, B., & Al-Sabbagh, M. (2019). Is Digital Guided Implant Surgery Accurate and Reliable? *Dental clinics of North America*, *63*(3), 381-397.

Aparicio, C., Perales, P., & Rangert, B. (2001). Tilted implants as an alternative to maxillary sinus grafting: a clinical, radiologic, and periotest study. *Clinical implant dentistry and related research*, *3*(1), 39-49.

Baig, M. R., Buzayan, M. M., & Yunus, N. (2018). Accuracy of a new elastomeric impression material for complete-arch dental implant impressions. *Journal of investigative and clinical dentistry*, *9*(2), e12320.

Barone, A., Marconcini, S., Giammarinario, E., Mijiritsky, E., Gelpi, F., Covani, U. (2016). Clinical outcomes of implants placed in extraction sockets and immediately restored: a 7-year single-cohort prospective study. *Clinical Implant Dentistry and Related Research*, *18*(6), 1103-1112.

Bader, J. D., & Shugars, D. A. (1993). Agreement among dentists' recommendations for restorative treatment. *Journal of dental research*, *72*(5), 891-896.

Bergkvist, G., Nilner, K., Sahlholm, S., Karlsson, U., & Lindh, C. (2009). Immediate loading of implants in the edentulous maxilla: use of an interim fixed prosthesis followed by a permanent fixed prosthesis: a 32-month prospective radiological and clinical study. *Clinical implant dentistry and related*, *11*(1), 1-10.

Beyer, J. W., & Lindauer, S. J. (1998, September). Evaluation of dental midline position. In *Seminars in orthodontics* (Vol. 4, No. 3, pp. 146-152). WB Saunders.

Bidra, A. S. (2011). Three-dimensional esthetic analysis in treatment planning for implant-supported fixed prosthesis in the edentulous maxilla: review of the esthetics literature. *Journal of esthetic and restorative dentistry*, *23*(4), 219-236.

Block M. S. (2018). Dental Implants: The Last 100 Years. *Journal of oral and maxillofacial surgery: official journal of the American Association of Oral and Maxillofacial Surgeons*, *76*(1), 11-26.

Brodbelt, R. H., Walker, G. F., Nelson, D., & Seluk, L. W. (1984). Comparison of face shape with tooth form. *The Journal of Prosthetic Dentistry*, *52*(4), 588-592.

Buser, D., Chappuis, V., Belser, U. C., & Chen, S. (2017). Implant placement post extraction in esthetic single tooth sites: when immediate, when early, when late? *Periodontology 2000*, *73*(1), 84-102.

Calamita, M., Coachman, C., Sesma, N., & Kois, J. (2019). Occlusal vertical dimension: treatment planning decisions and management considerations. *Int J Esthet Dent*, *14*(2), 166-181.

Carlsson, G. E. (2009). Critical review of some dogmas in prosthodontics. *Journal of Prosthodontic Research*, *53*(1), 3-10.

Carlsson G. E. (2010). Some dogmas related to prosthodontics, temporomandibular disorders and occlusion. *Acta odontologica Scandinavica*, *68*(6), 313-322.

Cesaretti, G., Lang, N. P., Viganò, P., Bengasi, F., & Apaza Alccayhuaman, K. A. (2018). Immediate and delayed loading of fixed dental prostheses supported by singled or two splinted implants: a histomorphometric study in dogs. *Journal of Oral Rehabilitation*, *45*(4), 308-16.

Chapman GB, S. F. (2000). Introduction. In S. F. Chapman GB, *Decision making in health care: theory, psychology and application*. Cambridge University Press.

Chiche, G. J., & Pinault, A. (1994). *Esthetics of anterior fixed prosthodontics*. Quintessence Publishing (IL).

Chrcanovic, B. R., Albrektsson, T., & Wennerberg, A. (2015). Smoking and dental implants: A systematic review and meta-analysis. *Journal of dentistry*, *43*(5), 487-498.

Clelland, N. L., Lee, J. K., Bimbenet, O. C., & Brantley, W. A. (1995). A three-dimensional finite element stress analysis of angled abutments for an implant placed in the anterior maxilla. *Journal of prosthodontics: official journal of the American College of Prosthodontists*, *4*(2), 95-100.

Coachman, C., & Calamita, M. (2012). Digital smile design: a tool for treatment planning and communication in esthetic dentistry. *Quintessence Dent Technol*, *35*, 103-111.

Coachman, C., & Calamita, M. A. (2014). VIRTUAL Esthetic Smile Design. *Journal of Cosmetic Dentistry*, *29*(4).

Conejo, J., Dayo, A. F., Syed, A. Z., & Mupparapu, M. (2021). The Digital Clone: Intraoral Scanning, Face Scans and Cone Beam Computed Tomography Integration for Diagnosis and Treatment Planning. *Dental clinics of North America*, *65*(3), 529-553.

D. Mericske-Stern, R., Taylor, T. D., & Belser, U. (2000). Management of the edentulous patient. *Clinical Oral Implants Research: Chapter 7*, *11*, 108-125-

D. MericskeStern, R., Taylor, T. D., & Belser, U. (2000). Management of the edentulous patient. *Clinical Oral Implants Research: Chapter 7*, *11*, 108-125.

Daudt Polido, W., Aghaloo, T., Emmett, T. W., Taylor, T. D., & Morton, D. (2018). Number of implants placed for complete-arch fixed prostheses: A systematic review and meta-analysis. *Clinical oral implants research*, *29*, 154-183.

De Kok, I. J., Thalji, G., Bryington, M., & Cooper, L. F. (2014). Radiographic stents: integrating treatment planning and implant placement. *Dental clinics of North America*, *58*(1), 181-192.

Del Fabbro, M., Testori, T., Kekovic, V., Goker, F., Tumedei, M., & Wang, H. L. (2019). A Systematic Review of Survival Rates of Osseointegrated Implants in Fully and Partially Edentulous Patients Following Immediate Loading. *Journal of clinical medicine*, *8*(12), 21-42.

Delucchi, F., De Giovanni, E., Pesce, P., Bagnasco, F., Pera, F., Baldi, D., & Menini, M. (2021). Framework Materials for Full-Arch Implant-Supported Rehabilitations: A Systematic *Review of Clinical Studies. Materials (Basel)*, *14*(12), 3251.

Devlin, H. (2002). *Complete dentures: A clinical manual for the general dental practitioner*. Springer Science & Business Media.

Drago, C. (2017). Cantilever lengths and anterior-posterior spreads of interim, acrylic resin, full-arch screw-retained prostheses and their relationship to prosthetic complications. *Journal of prosthodontics: official journal of american college of prosthodontist*, *26*(6), 502-507.

Drago, C., & Howell, K. (2012). Concepts for designing and fabricating metal implant frameworks for hybrid implant prostheses. *Journal of prosthodontics: official journal of the American College of Prosthodontists, 21*(5), 413-424.

Durkan, R., Oyar, P., & Deste, G. (2020). Effects of Cantilever Length and Implant Inclination on the Stress Distribution of Mandibular Prosthetic Restorations Constructed from Monolithic Zirconia Ceramic. *The International journal of oral & maxillofacial implants, 35*(1), 121-129.

Driscoll, C. F., Freilich, M. A-, Guckes, A. D. et al. (2017). The Glossary of Prosthodontic Terms: Ninth Edition. *The Journal of prosthetic dentistry, 117*(5S), e1-e105. https://doi.org/10.1016/j.prosdent.2016.12.001

Ecenbarger, W. (1997). How honest are dentists? *Read Dig*, (898), 50-56.

Elderton R. J. (1993). Overtreatment with restorative dentistry: when to intervene? *International dental journal, 43*(1), 17-24.

Eliasson, A., Eriksson, T., Johansson, A., & Wennerberg, A. (2006). Fixed partial prostheses supported by 2 or 3 implants: a retrospective study up to 18 years. *International Journal of Oral & Maxillofacial Implants, 21*(4).

Espinosa-Valarezo, J. C., Irribarra-Mengarelli, R., & González-Bustamante, H. (2018). Métodos de evaluación de la Dimensión Vertical Oclusal. *Revista clínica de periodoncia, implantología y rehabilitación oral, 11*(2), 116-120.

Espósito, M., Grusovin, M. G., & Maghaireh, H. (2013). Interventions for replacing missing teeth: different times for loading dental implants. *The cochrane database of systematic reviews*, (3), CD003878.

Firmani, M., Becerra, N., Sotomayor, C., Flores, G., & Salinas, J. C. (2013). Oclusión terapéutica. Desde las escuelas de oclusión a la Odontología Basada en Evidencia. *Revista clínica de periodoncia, implantología y rehabilitación oral*, 6(2), 90-95.

Flemmig, T., & Beikler, T. (2009). Decision making in implant dentistry: an evidence-based and decision-analysis approach. *Periodontology 2000*, 154-172.

Fradeani, M. (2004). Esthetic rehabilitation in fixed prosthodontics. Volume 1: Esthetic analysis.

Fradeani, M., & Barducci, G. (2008). *Esthetic Rehabilitation in Fixed Prosthodontics: A Systematic Approach to Esthetic, Biologic, and Functional Integration. Prosthetic Treatment*. Quintessence.

Gallardo, Y. N. R., da Silva-Olivio, I. R., Gonzaga, L., Sesma, N., & Martin, W. (2019). A Systematic Review of Clinical Outcomes on Patients Rehabilitated with Complete-Arch Fixed Implant-Supported Prostheses According to the Time of Loading. *Journal of prosthodontics : official journal of the American College of Prosthodontists, 28*(9), 958-968.

Gallucci, G. O., Benic, G. I., Eckert, S. E., Papaspyridakos, P., Schimmel, M., Schrott, A., & Weber, H. P. (2014). Consensus statements and clinical recommendations for implant loading protocols. *The International journal of oral & maxillofacial implants*, *29 Suppl*, 287-290.

Gallucci, G. O., Hamilton, A., Zhou, W., Buser, D., & Chen, S. (2018). Implant placement and loading protocols in partially edentulous patients: A systematic review. *Clinical oral implants research*, *29 Suppl 16*, 106-134.

Gaonkar, S. H., Aras, M. A., Chitre, V., Mascarenhas, K., Amin, B., & Rajagopal, P. (2021). Survival rates of axial and tilted implants in the rehabilitation of edentulous jaws using the All-on-four™ concept: A systematic review. *J Indian Prosthodont Soc.*, *21*(1), 3-10.

Ghosh, I., Dayal, P., & Das, S. (2016). Overtreatment in Caries Management? A Literature Review Perspective and Recommendations for Clinicians. *Dental update*, *43*(5), 419-429.

Glossary of Implant Dentistry III. (2017). International Congress of Oral Implantologists. Farfield, NJ: ICOI: 2017:209.

Gluckman, H., Salama, M., & Du Toit, J. (2017). Partial Extraction Therapies (PET) Part 2: Procedures and Technical Aspects. *International Journal of Periodontics & Restorative Dentistry*, *37*(3).

Gonzalez, J. (2014). The evolution of dental materials for hybrid prosthesis. *The Open Dentistry Journal*, *8*(1).

Goujat, A., Abouelleil, H., Colon, P., Jeannin, C., Pradelle, N., Seux, D., & Grosgogeat, B. (2019). Marginal and internal fit of CAD-CAM inlay/onlay restorations: A systematic review of in vitro studies. *The Journal of prosthetic dentistry*, *121*(4), 590-597.

Gross M. D. (2008). Occlusion in implant dentistry. A review of the literature of prosthetic determinants and current concepts. *Australian dental journal*, *53 Suppl 1*, S60-S68.

Hadilou, M., Ebrahimi, P., Karimzadeh, B., Ghaffary, A., Gholami, L., & Fathifar, Z. (2021). Immediate loading of short implants: A systematic review. *Journal of advanced periodontology & implant dentistry*, *13*(1), 15-21.

Hämmerle, C. H. F., Cordaro, L., Alccayhuaman, K. A. A., Botticelli, D., Esposito, M., Colomina, L. E., Gil, A., Gulje, F. L., Ioannidis, A., Meijer, H., Papageorgiou, S., Raghoebar, G., Romeo, E., Renouard, F., Storelli, S., Torsello, F., & Wachtel, H. (2018). Biomechanical aspects: Summary and consensus statements of group 4. The 5th EAO Consensus Conference 2018. *Clinical oral implants research*, *29 Suppl 18*, 326-331.

Haviv, Y., Benoliel, R., Bachar, G., & Michaeli, E. (2014). On the edge between medicine and dentistry: Review of the dentist's role in the diagnosis and treatment of snoring and sleep apnea. *Quintessence International*, *45*(4).

Hayakawa, I. (1999). *Principles and practices of complete dentures: creating the mental image of a denture*. Quintessence Publishing (IL).

Hazelkorn, H. M., & Macek, M. D. (1994). Perception of the need for removal of impacted third molars by general dentists and oral and maxillofacial surgeons. *Journal of oral and maxillofacial surgery: official journal of the American Association of Oral and Maxillofacial Surgeons*, *52*(7), 681-687.

Hickey, J. C., Henderson, D., & Straus, R. (1969). Patient response to variations in denture technique. Part I. Design of a study. *The Journal of Prosthetic Dentistry*, 22(2), 158-170.

Huang, C.Y., Wu, A.Y., Wu, Y.L., Lin, C.P., Lung, H., & Auyeung, L. (2022). A retrospective analysis of implants with low insertion torque in immediate loaded full-arch fixed prostheses with corresponding occlusal schemes. *International Journal of Oral & Maxillofacial Implants*, *37*(3), 485-493.

Ibrahimagić, L., Jerolimov, V., Čelebić, A., Carek, V., Baučić, I., & Knezović Zlatarić, D. (2001). Relationship between the face and the tooth form. *Collegium antropologicum*, *25*(2), 619-626.

Jivraj, S., Chee, W., & Corrado, P. (2006). Treatment planning of the edentulous maxilla. *British Dental Journal*, *201*(5), 261-279.

Joda, T., Zarone, F., & Ferrari, M. (2017). The complete digital workflow in fixed prosthodontics: a systematic review. *BMC oral health*, *17*(1), 124.

Kano, S. C., Binon, P. P., Bonfante, G., & Curtis, D. A. (2007). The effect of casting procedures on rotational misfit in castable abutments. *The International journal of oral & maxillofacial implants*, *22*(4), 575-579.

Kaneko, T., Yamagishi, K., Horie, N., & Shimoyama, T. (2013). A novel open-tray impression technique for fabrication of a provisional prosthesis on immediate load implants in a completely edentulous arch. *The International journal of oral & maxillofacial implants*, *28*(2), 556-562.

Kapos, T., & Evans, C. (2014). CAD/CAM technology for implant abutments, crowns, and superstructures. *The International journal of oral & maxillofacial implants*, *29 Suppl*, 117-136.

Kazemian, A., Berg, I., Finkel, C., Yazdani, S., Zeilhofer, H. F., Juergens, P., & Reiter-Theil, S. (2015). How much dentists are ethically concerned about overtreatment; a vignette-based survey in Switzerland. *BMC medical ethics*, *16*, 43.

Khan, S., Chikte, U. M., & Omar, R. (2017). An Overview of Systematic Reviews Related to Aspects of the Shortened Dental Arch and Its Variants in Adults.

Kim. Y., Oh, T. J., Misch, C. E., & Wang, H. L. (2005). Occlusal considerations in implant therapy: clinical guidelines with biomechanical rationale. *Clinical Oral Implants Research*, *16*(1), 26-35.

Kim, J. H., Kim, K. R., & Kim, S. (2015). Critical appraisal of implant impression accuracies: A systematic review. *The Journal of prosthetic dentistry*, *114*(2), 185-92.e1.

Kokich Jr, V. O., Asuman Kiyak, H., & Shapiro, P. A. (1999). Comparing the perception of dentists and lay people to altered dental esthetics. *Journal of Esthetic and Restorative Dentistry*, *11*(6), 311-324.

Krifka, S., Anthofer, T., Fritzsch, M., Hiller, K. A., Schmalz, G., & Federlin, M. (2009). Ceramic inlays and partial ceramic crowns: influence of remaining cusp wall thickness on the marginal integrity and enamel crack formation in vitro. *Operative dentistry*, *34*(1), 32-42.

Lago, L., Rilo, B., Fernández-Formoso, N., & DaSilva, L. (2017). Implant Rehabilitation Planning Protocol for the Edentulous Patient According to Denture Space, Lip Support, and Smile Line: Implant Planning in Edentulous Patient. *Journal of Prosthodontics*, *26*(6), 545-548.

Laney, W. R. (2017). Glossary of Oral and Maxillofacial Implants. *The International journal of oral & maxillofacial implants*, *32*(4), Gi-G200.

Lee, H., So, J. S., Hochstedler, J. L., & Ercoli, C. (2008). The accuracy of implant impressions: a systematic review. *The Journal of prosthetic dentistry*, *100*(4), 285-291.

Lederman P. (1979). Bar-prosthetic management of the edentulous mandible by means of plasma-coated implantation with titanium screws. *Revista dental alemana*, *34*(12), 907-911.

Lekholm, U. L. F., Gunne, J., Henry, P., Higuchi, K., Lindén, U., Bergström, C., & Van Steenberghe, D. (1999). Survival of the Brånemark implant in partially edentulous jaws: a 10-year prospective multicenter study. *International Journal of Oral and Maxillofacial Implants*, *14*(5), 639-645.

Lima, L. B., de Freitas, N. R., Novais, V. R., & Simamoto Júnior, P. C. (2018). Impact of Implant Number on Mandibular Implant-Supported Profile Prostheses: A Systematic Review. *The International journal of oral & maxillofacial implants*, *33*(4), 795-807.

López-Garrido, J., Schulz-Rosales, R., Cerda-Peralta, B., Rivera-Rothgaenger, M., Martínez-Arriagada, V., Mora-Figueroa, N., ... & Romo-Ormazábal, F. (2015). Paralelismo entre plano oclusal y plano de Camper. *Revista clínica de periodoncia, implantología y rehabilitación oral*, *8*(2), 106-110.

Lyu, H., Xu, T., Brotman, D., Mayer-Blackwell, B., Cooper, M., Daniel, M., Wick, E. C., Saini, V., Brownlee, S., & Makary, M. A. (2017). Overtreatment in the United States. *PloS one*, *12*(9), e0181970.

MacEntee, M. I. (1999). *The complete denture: a clinical pathway*. Quintessence Publishing (IL).

MacEntee, M. I., Wong, S. T., Smith, A., Beattie, B. L., Brondani, M., Bryant, S. R., ... & Soheilipour, S. (2014). Oral healthcare challenges for older Punjabi-speaking immigrants. *Canadian Journal on Aging/La Revue canadienne du vieillissement*, *33*(2), 196-207.

Mahn, E., Sampaio, C. S., da Silva, B. P., Stanley, K., Valdés, A. M., Gutierrez, J., & Coachman, C. (2020). Comparing the use of static versus dynamic images to evaluate a smile. *The Journal of prosthetic dentistry*, *123*(5), 739-746.

Maló, P., de Araújo Nobre, M., Lopes, A., Ferro, A., & Nunes, M. (2019). The All-on-4 concept for full-arch rehabilitation of the edentulous maxillae: A longitudinal study with 5-13 years of follow-up. *Clinical implant dentistry and related research*, *21*(4), 538-549.

Maló, P., de Araújo Nobre, M., Lopes, A., Ferro, A., & Botto, J. (2019). The All-on-4 treatment concept for the rehabilitation of the completely edentulous mandible: A longitudinal study with 10 to 18 years of follow-up. *Clinical implant dentistry and related research*, *21*(4), 565-577.

Maló, P., Rangert, B., Nobre, M., (2003) «All-on-Four» immediate-function concept with Branemark system implants for completely edentulous mandibles: a retrospective clinical study. *Clinical Implant Dentistry and Related Research*, *5*(Suppl 1), 2-9.

Mamandras, A. H. (1988). Linear changes of the maxillary and mandibular lips. *American Journal of Orthodontics and Dentofacial Orthopedics*, *94*(5), 405-410.

Manfredini, D., Lombardo, L., & Siciliani, G. (2017). Temporomandibular disorders and dental occlusion. A systematic review of association studies: end of an era? *Journal of oral rehabilitation*, *44*(11), 908-923.

Mavroskoufis, F., & Ritchie, G. M. (1980). Variation in size and form between left and right maxillary central incisor teeth. *The Journal of Prosthetic Dentistry*, *43*(3), 254-257.

McCaul, L. K., McHugh, S., & Saunders, W. P. (2001). The influence of specialty training and experience on decision making in endodontic diagnosis and treatment planning. *International endodontic journal*, *34*(8), 594-606.

McLaren, E. A., Garber, D. A., & Figueira, J. (2013). The Photoshop Smile Design technique (part 1): digital dental photography. *Compend Contin Educ Dent*, *34*(10).

Menéndez-Collar, M., Casar-Espinoza, J. C., Castillo-Oyagüe, R., Serrera-Figallo, M. Á., Garrido-Serrano, R., Lynch, C. D., Torres-Lagares, D., & Gutiérrez-Pérez, J. L. (2018). Combination of straight and tilted implants for supporting screw-retained dental prostheses in atrophic posterior maxillae: a 2-year prospective study. *Medicina oral, patología oral y cirugía bucal*, *23*(6), e733-e741.

Michelinakis, G., Apostolakis, D., Kamposiora, P., Papavasiliou, G., & Özcan, M. (2021). The direct digital workflow in fixed implant prosthodontics: a narrative review. *BMC oral health*, *21*(1), 37.

Misch, C. E. (2007). *Contemporary implant dentistry-E-Book*. Elsevier Health Sciences.

Morata, C., Pizarro, A., Gonzalez, H., & Frugone-Zambra, R. (2020). A craniometry-based predictive model to determine occlusal vertical dimension. *The Journal of prosthetic dentistry*, *123*(4), 611-617.

Moreno-Hay, I., & Okeson, J. P. (2015). Does altering the occlusal vertical dimension produce temporomandibular disorders? A literature review. *Journal of oral rehabilitation*, *42*(11), 875-882.

Moreira, A. H., Rodrigues, N. F., Pinho, A. C., Fonseca, J. C., & Vilaça, J. L. (2015). Accuracy Comparison of Implant Impression Techniques: A Systematic Review. *Clinical implant dentistry and related research*, *17 Suppl 2*, e751-e764.

Mori, H., Manabe, M., Kurachi, Y., & Nagumo, M. (1997). Osseointegration of dental implants in rabbit bone with low mineral density. *Journal of oral and maxillofacial surgery: official journal of the American Association of Oral and Maxillofacial Surgeons*, *55*(4), 351-362.

Morton, D., Gallucci, G., Lin, W. S., Pjetursson, B., Polido, W., Roehling, S., Sailer, I., Aghaloo, T., Albera, H., Bohner, L., Braut, V., Buser, D., Chen, S., Dawson, A., Eckert, S., Gahlert, M., Hamilton, A., Jaffin, R., Jarry, C., Karayazgan, B., & Zhou, W. (2018). Group 2 ITI Consensus Report: Prosthodontics and implant dentistry. *Clinical oral implants research*, *29 Suppl 16*, 215-223.

Naert, I., Duyck, J., & Vandamme, K. (2012). Occlusal overload and bone/implant loss. *Clinical oral implants research*, *23*, 95-107.

Naldini, P., Fernandez Bodereau, E., & Bessone, L. (2014). Use of tilted implants in prosthetic rehabilitation. *International journal of odontostomatology*, *8*, 329-335.

Newman, M. G., Caton, J. G., & Gunsolley, J. C. *(2003). The use of the evidence-based approach in a periodontal therapy contemporary science workshop. Annals of periodontology, 8*(1), 1-11.

Olivares, A., Vicente, A., Jacobo, C., Molina, S. M., Rodríguez, A., & Bravo, L. A. (2013). Canting of the occlusal plane: perceptions of dental professionals and laypersons. *Medicina oral, patologia oral y cirugia bucal*, *18*(3), e516.

Orentlicher, G., Horowitz, A., & Kobren, L. (2019). Computer-Guided Dental Implant Treatment of Complete Arch Restoration of Edentulous and Terminal Dentition Patients. *Oral and maxillofacial surgery clinics of North America*, *31*(3), 399-426.

Özkan, Y. K. (Ed.). (2018). *Complete denture prosthodontics: planning and decision-making*. Springer.

Papaspyridakos, P., Chen, C. J., Gallucci, G. O., Doukoudakis, A., Weber, H. P., & Chronopoulos, V. (2014). Accuracy of implant impressions for partially and completely edentulous patients: a systematic review. *The International journal of oral & maxillofacial implants*, *29*(4), 836-845.

Peñarrocha-Diago, C. (2019). Atlas of immediate dental implant loading. *Stomatology edu. Journal*, 9-225.

Pikos, M. A., & Miron, R. J. (2019). Osseodensification: An Overview of Scientific Rationale and Biological Background. *Compendium of continuing education in dentistry (Jamesburg, N.J.: 1995)*, *40*(4), 217-223.

Pjetursson, B. E., & Heimisdottir, K. (2018). Dental implants - are they better than natural teeth?. *European journal of oral sciences*, *126 Suppl 1*, 81-87.

Pound, E. (1978). The vertical dimension of speech: the pilot of occlusion. *Journal-California Dental Association*, *6*(2), 42-47.

Rahn, A. O., Ivanhoe, J. R., & Plummer, K. D. (2009). *Textbook of complete dentures*. PMPH-USA.

Rytömaa, I., Järvinen, V., & Järvinen, J. (1979). Variation in caries recording and restorative treatment plan among university teachers. *Community dentistry and oral epidemiology*, *7*(6), 335339.

Rufenacht, C. R. (1990). Chapter 9, Ridge-pontic relationship. Rufenacht CR. Fundamentals of esthetics. Chicago: Quintessence, 263-268.

Sadowsky, S. J., Fitzpatrick, B., & Curtis, D. A. (2015). Evidence-based criteria for differential treatment planning of implant restorations for the maxillary edentulous patient. *Journal of Prosthodontics on Dental Implants*, 87-102.

Salama, M., & Du Toit, D. J. (2016). Partial extraction therapies (PET) part 1: maintaining alveolar ridge contour at pontic and immediate implant sites. *Periodontics*, *36*(5), 681-687.

Schimmel, M., Srinivasan, M., Herrmann, F. R., & Müller, F. (2014). Loading protocols for implant-supported overdentures in the edentulous jaw: a systematic review and meta-analysis. *The International journal of oral & maxillofacial implants*, *29 Suppl*, 271-286.

Silva, B. P., Jiménez-Castellanos, E., Stanley, K., Mahn, E., Coachman, C., & Finkel, S. (2018). Layperson's perception of axial midline angulation in asymmetric faces. *Journal of Esthetic and Restorative Dentistry*, *30*(2), 119-125.

Silva, B. P., Mahn, E., Stanley, K., & Coachman, C. (2019). The facial flow concept: an organic orofacial analysis—the vertical component. *The Journal of prosthetic dentistry*, *121*(2), 189-194.

Simon, H., & Yanase, R. T. (2003). Terminology for implant prostheses. *International Journal of Oral & Maxillofacial Implants*, *18*(4).

Simunek, A., Kopecka, D., Brazda, T., Strnad, I., Capek, L., & Slezak, R. (2012). Development of implant stability during early healing of immediately loaded implants. *International Journal Oral Maxillofacial Implants*, *27*(3), 619-27.

Soto-Peñaloza, D., Zaragozi-Alonso, R., Peñarrocha-Diago, M., & Peñarrocha-Diago, M. (2017). The all-on-four treatment concept: systematic review. *Journal of Clinical and Experimental Dentistry*, *9*, e474-88.

Spassov, A., Bettin, H., & Pavlovic, D. (2015). From misinformation to overtreatment. *American journal of orthodontics and dentofacial orthopedics: official publication of the American Association of Orthodontists, its constituent societies, and the American Board of Orthodontics*, *147*(3), 295.

Spear, F. M. (2016). Interdisciplinary Management of Worn Anterior Teeth. Facially Generated Treatment Planning. *Dentistry Today*, *35*(5), 104-107.

Spear, F. M., & Kokich, V. G. (2007). A multidisciplinary approach to esthetic dentistry. *Dental Clinics of North America*, *51*(2), 487-505.

Spear, F. M., Kokich, V. G., & Mathews, D. P. (2006). Interdisciplinary management of anterior dental esthetics. *The Journal of the American Dental Association*, *137*(2), 160-169.

Tealdo, T., Bevilacqua, M., Menini, M., Pera, F., Ravera, G., Drago, C., & Pera, P. (2011). Immediate versus delayed loading of dental implants in edentulous maxillae: a 36-month prospective study. *The International journal of prosthodontics*, *24*(4), 294-302.

Thomas, K. A., & Cook, S. D. (1985). An evaluation of variables influencing implant fixation by direct bone apposition. *Journal of biomedical materials research*, *19*(8), 875-901.

Tischler, M., Patch, C., & Bidra, A. S. (2018). Rehabilitation of edentulous jaws with zirconia complete-arch fixed implant-supported prostheses: An up to 4-year retrospective clinical study. *The Journal of prosthetic dentistry*, *120*(2), 204-209.

Tjan, A. H., & Miller, G. D. (1984). Some esthetic factors in a smile. *The Journal of prosthetic dentistry*, *51*(1), 24-28.

Van der Geld, P., Oosterveld, P., Van Heck, G., & Kuijpers-Jagtman, A. M. (2007). Smile attractiveness: self-perception and influence on personality. *The Angle Orthodontist*, *77*(5), 759-765.

Vandamme, K., Naert, I., Geris, L., Vander Sloten, J., Puers, R., & Duyck, J. (2007). Histodynamics of bone tissue formation around immediately loaded cylindrical implants in the rabbit. *Clinical Oral Implants Research*, *18*, 471-80.

Vig, R. G., & Brundo, G. C. (1978). The kinetics of anterior tooth display. *The Journal of prosthetic dentistry*, *39*(5), 502-504.

Wood, D. J. (2012). *Techniques in complete denture technology*. John Wiley & Sons.

Yanikoğlu, N. D., Güldağ, M. U., & Duymuş, Z. Y. (2005). Determination of the occlusal vertical dimension: use of maxillary and mandibular posterior teeth measurement in edentate subjects. *The European journal of prosthodontics and restorative dentistry*, *13*(2), 75-77.

Zarb, G. A., & Schmitt, A. (1990). The longitudinal clinical effectiveness of osseointegrated dental implants: the Toronto Study. Part II: The prosthetic results. *The Journal of prosthetic dentistry*, *64*(1), 53-61.

Zarb, G. A., Hobkirk, J., Eckert, S., & Jacob, R. (2012). *Prosthodontic treatment for edentulous patients: complete dentures and implant-supported prostheses*. Elsevier Health Sciences.

Zarb, G.A. & Schmitt, A. (1989) The longitudinal clinical effectiveness of osseointegrated implants. The Toronto study. Part I: Surgical results. *Journal of Prosthetic Dentistry*, *62*, 451-470.

Zitzmann, N. U., & Marinello, C. P. (1999). Treatment plan for restoring the edentulous maxilla with implant-supported restorations: removable overdenture versus fixed partial denture design. *The Journal of prosthetic dentistry*, *82*(2), 188-196.

Este libro se terminó de imprimir
en Santiago de Chile,
mayo de 2024

Teléfono: 22 22 38 100 / ril@rileditores.com

Se utilizó tecnología de última generación que reduce
el impacto medioambiental, pues ocupa estrictamente
el papel necesario para su producción, y se aplicaron
altos estándares para la gestión y reciclaje de desechos
en toda la cadena de producción.

Made in the USA
Monee, IL
18 October 2026

66035482R00074